刘涵韵／著

女人爱自己

保养好你的子宫

女人不能不知道的子宫保养秘密

黑龙江科学技术出版社

图书在版编目（CIP）数据

女人爱自己：保养好你的子宫 / 刘涵韵著. -- 哈尔滨：黑龙江科学技术出版社，2016.3
ISBN 978-7-5388-8723-5

Ⅰ.①女… Ⅱ.①刘… Ⅲ.①子宫－保健 Ⅳ.①R711.74

中国版本图书馆CIP数据核字（2016）第021572号

女人爱自己：保养好你的子宫
NÜREN AI ZIJI : BAOYANG HAO NI DE ZIGONG

作　　者　刘涵韵
责任编辑　侯文妍
封面设计　刘春霞
出　　版　黑龙江科学技术出版社
　　　　　地址：哈尔滨市南岗区建设街41号　邮编：150001
　　　　　电话：（0451）53642106　传真：（0451）53642143
　　　　　网址：www.lkcbs.cn　www.lkpub.cn
发　　行　全国新华书店
印　　刷　北京彩虹伟业印刷有限公司
开　　本　710 mm × 1000 mm　1/16
印　　张　17
字　　数　220千字
版　　次　2016年4月第1版　2016年4月第1次印刷
书　　号　ISBN 978-7-5388-8723-5/R · 2595
定　　价　36.00元

前言
PREFACE

《女人爱自己：保养好你的子宫》是一本专门为女性朋友量身打造的子宫健康保养书，内容翔实而具有科学性，通过阅读本书，广大女性朋友就可知道如何呵护自己的子宫，为女人一生的健康上一份保险。

在女人的一生当中，子宫扮演着非常重要的角色。呵护子宫的健康，是女人一生的必修课。作为一个女人，不管你年龄几何，都可以通过阅读本书而变得更加健康美丽。只有健康的女人才是最美丽的，对于女人来说，一旦没有健康，就如同泡沫一般脆弱，一碰就碎。因此，每一个女人都不能允许自己被动地接受“亚健康”状态的来临。

可是，在当今社会，虽然绝大多数的女人都在孜孜不倦地追求着容颜的美丽，但当女人们整日奔波于家庭、工作、社会活动等形形色色的事情上时，往往会忽视了自己的健康问题。因此，一个女人，要想让自己的容颜永驻，让自己永远处于“精装版”的状态中，就一定要呵护好自己的子宫。

绝大多数的人都认为子宫单纯只是孕育生命、负责传宗接代的器官而已，但事实上，女人的青春容颜、曼妙体态以及红润肌肤，都与子宫的健康息息相关。或许，从前的你也总是不在乎它，但从今天起，从阅读本书开始，你就一定要对它加倍呵护！

呵护子宫的健康是一门大学问，需要女人从内而外、从头到脚地呵护自己，呵护子宫也是一项终身性的工作，不可一蹴而就。每一个女人，只有找到属于自己的保养方法，再加上耐心与恒心，才能让健康美丽悠然绽放，历久弥香。

在本书中，总共包括了九个章节，力求全方位地为女人提供保养子宫的第一素材，为女性的健康与青春靓丽保驾护航：在日常生活中，女人要如何呵护自己的子宫？当子宫频频触礁，女人应该如何去治疗、调理？保养子宫，女人应该怎么吃、怎么做？关于这些问题，本书都会一一作答。

作为孕育生命的重要器官，子宫对于女人来说，甚至比脸还重要。如果忽略了子宫的健康，很有可能留下遗憾。那么，女性朋友应该如何保护好自己的子宫呢？本书会告诉你保护好子宫需要注意的事项，让你拥有健康的子宫，做个“真正”的女人。

美丽与健康，是每一位女性朋友都想拥有的。作为女人，要学会保养自己，在平日里要有意识地调理自己的身心，学习和积累有益的保养子宫的经验。

在生活细节上，女性也要随时注意，比如：待在空调房中不要穿得太少，一件薄外套、一条小披肩都能保护腹部；睡觉看似简单，但也蕴藏着不少学问，长期不良的睡姿，不光会让身体形态走样，还有可能对子宫造成损害。女人保养子宫，就要从生活的小细节着手，这样才能让你越来越美丽，越来越健康，才能让你轻松快乐地生活，活力四射地工作！

目录
CONTENTS

第一章　子宫，女人生命的“小宇宙”

第二章　子宫的烦恼，美丽的疼痛

第三章　小习惯关乎子宫的“大健康”

第五章　养子宫就是养气血

第七章　吃对食物，让子宫健康得恰到好处

第八章　女人要暖养，莫让子宫变“冷宫”

第九章　保管好“生育口袋”，防止过度开发

第一章

子宫，女人生命的“小宇宙”

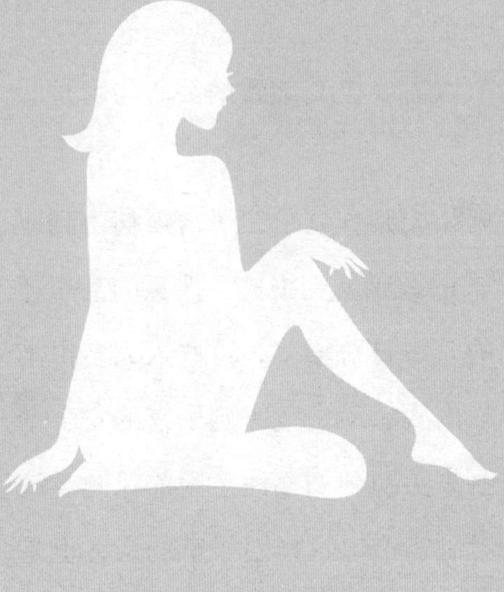

呵护子宫，好女人一生的必修课

在女人的一生中，子宫扮演着非常重要的角色：孕育下一代、维持内分泌的稳定，等等，因此，它也常常被誉为“胎儿的宫殿”“月经的故乡”及“生命的摇篮”。但是，随着现代社会的高速发展，子宫也面临着前所未有的危机，比如：药物堕胎、反复人工流产、不洁性生活，等等，这些都会给子宫带来重创。

也许，女人一个漫不经心或者错误的决定，就会给自己的健康埋下一颗“定时炸弹”，随时威胁着子宫的健康。子宫既是孕育胎儿的主要器官，同时也是极为重要的内分泌器官，会分泌出多种激素，来维持女性的内分泌稳定。而且，女性体内的雌激素水平，还会影响到女人一生的智力状况，并能决定着进入更年期的时间。

由此可见，子宫影响着女人的一生，所以需要极其细致的关心与呵护。呵护子宫，也是女人一生的必修课。

但是，目前子宫患病率不断上升，根据相关调查显示，子宫疾病占到所有妇科疾病的1/2。各种子宫疾病使很多女人的健康蒙受损失，严重的甚至还会威胁到生命。近年来，做人工流产手术的人也日益增多，这些人大多得不到应有的、细心的照料，尤其容易引起子宫内膜感染，危害到子宫的安全。如今，高龄产妇的数量也在不断增多，一些高龄初孕妇不注意孕前保健，没有按照要求进行产前检查，易导致难产或者剖宫产，这样对子宫的伤害也是很大的。

此外，还有一些性传播疾病泛滥，使得妇女的子宫炎症有增无减，如宫颈糜烂、子宫内膜炎、子宫颈炎、盆腔炎，等等。另外，内分泌失调也会导致子宫病理变化，如月经不调、子宫功能性出血、子宫肌瘤、宫颈癌、卵巢肿瘤等。可以说，日常生活的方方面面都可能会影响到子宫的健康，女人应当自己把好关，给自己最贴心的呵护。

当女人进入生育期之后，子宫也进入了“多事之秋”。曾经有人归纳出了子宫的“五大致命伤”：

第一是多次妊娠，女人每增加一次妊娠，其子宫就多一点风险。怀孕3次以上，子宫疾患及发生危害的可能性会显著增加。

第二是反复流产，尤其是人工流产。每次刮宫都会使子宫内膜变薄，同时还可能引发盆腔炎、亚急性输卵管炎等，严重时还会导致不孕，并且流产时间间距越短，损害越大。

第三是忽视产前检查，定期进行产前检查是母子平安的重要保障，否则可能导致难产，甚至子宫破裂等严重后果。

第四是不洁性生活，这会使许多细菌经阴道进入子宫内，引起感染。

第五是性生活紊乱，或未成年便开始性生活，不但对女性身心健康会造成损害，子宫颈疾病也由此产生。

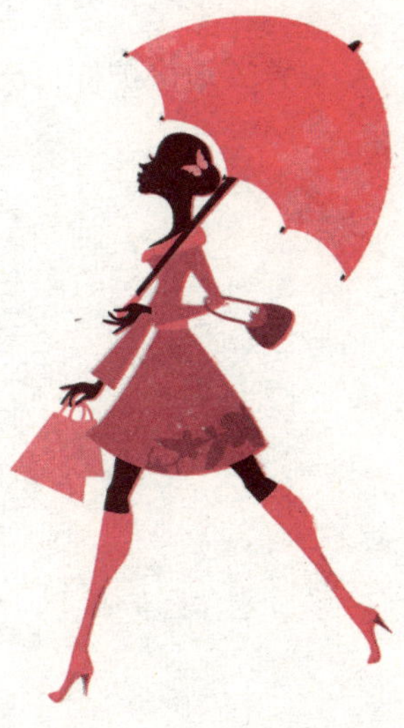

女人要爱惜自己，首先就要好好爱护自己的子宫，除了警惕以上五大致命伤之外，还有一点也是特别需要注意的，那就是：要注意保暖，不能过度节食。

26岁的濛濛是个爱漂亮的时尚女孩，平时不但非常注重着装，还常常“要风度不要温度”，同时还会为了控制体重去拼命地节食。春季刚到，乍暖还寒，她就开始换上薄薄的漂亮衣服，还把水果当成了自己的“主食”，真是做到了“节衣缩食”。但后来，她的身体却出现了不正常的情况：先是痛经，月经延期，然后是月经量变少、颜色变淡，再后来就不来月经了。濛濛意识到了问题的严重性，于是去医院做检查，却得出子宫已经萎缩的结论。

女人控制体重、着装得体，这当然是无可非议的，但一定要把握好尺度。如果衣服穿得太单薄，就会让身体受寒，导致子宫的血液循环不畅，寒凝血瘀会引起痛经，过度节衣缩食会造成营养不良，一方面免疫力下降容易生病，另一方面体内雌性激素分泌减少，会引起月经紊乱。同时，雌性激素分泌减少，还不利于皮肤血液循环及体内脂肪的合理分布，使皮肤失去光泽和弹性，脂肪慢慢向腰部积聚。长期过度节食，还容易引发卵巢早衰、子宫萎缩，从而影响生育功能。

所以说，年轻女性切不可为了风度而不要温度，特别是要注意下腹部的保暖，以免引发痛经、月经紊乱等疾病，中医认为，体内脂肪积聚是脾不运化所造成的，可以通过调理脾胃来控制体重，而不应该过度节食。

总之，呵护子宫，是女人一生的必修课，要想修满学分，我们就得小心翼翼地保护好自己，不越雷池半步！

正常的子宫究竟是什么样?

子宫，是一个以肌肉为主要组成的器官，也是女人产生月经和孕育胎儿的重要器官。

子宫的体壁有三层组织，外面被腹膜所覆盖，叫作浆膜层；子宫腔内侧由子宫内膜所覆盖，叫作黏膜层；中间为子宫肌层。子宫内膜位于子宫腔面，柔软而光滑，它是一层薄的、淡红色的绒样的膜。育龄期的女性，子宫里面会发生周期性的变化，也就是月经周期。总的来说，正常子宫内膜在月经后是相当薄的，在下次月经之前，子宫内膜又迅速增厚。在正常情况下子宫内膜在1~10毫米之间。子宫肌层是子宫壁最厚的一层，正常厚约0.8厘米。肌层由平滑肌束及弹力纤维构成，肌束排列交错，大致分为三层。

正常的子宫位于骨盆腔的中间，前跟膀胱相邻，后与直肠接近，位置颇深，子宫的下端伸入阴道。但是，在腹部是触不到子宫的，必须得通过妇科检查才能把它查清楚。一般来说，正常的子宫都处于前倾前屈的位置。当女人直立时，子宫几乎处于水平或稍向前屈，子宫体在膀胱上，而宫颈则向后朝着骶骨的下端，其外口大约处于坐骨棘的水平，由于子宫位于膀胱和直肠之间，它的位置可依膀胱和直肠的膨胀的不同程度而变化。

当然，子宫的位置也不是一成不变的。子宫是一个部分可动的器官，其宫颈是固定的，但是子宫体可以前后自由活动。所以，不同的姿势和地心引力，可以决定子宫的位置。站立时，骨盆的前倾可能造成子宫的前屈，经常仰卧位睡眠的妇女由于地心引力，子宫可呈后倾后屈的位置。

一般来说，正常子宫外形呈倒置的梨形，前面扁平，后面稍凸出，形状上宽下窄，可分为大小不同的上、下两部分。子宫上部较宽，呈三角形，称为子宫体，其上端隆突部分为子宫底，子宫底两侧为子宫角，与输卵管相通。子宫下部较窄，呈圆筒形或梭形，称为子宫颈。正常成年女人的子宫重约50克，长5~8厘米，宽4~5厘米，厚2~3厘米。子宫为一空腔器官，子宫腔容量约5毫升。

子宫的大小和形态会随着女人的年龄和生产次数的不同而存在着差异。一般来说，女性新生儿的子宫长2.5~3.0厘米，成年未生产者的子宫长5.5~8.0厘米，而已产妇的子宫可长9.0~9.5厘米。未产妇和已产妇的子宫重量也有很大差异，前者为45~70克，后者约为80克或更重一些。而且，在不同的年龄阶段中，宫体与宫颈长度的比率也有很大的差异。在婴儿期，宫体的长度约为宫颈长度的一半；在年轻而未产者中，则二者的长度约相等；在已产妇中，宫颈长度仅为子宫总长度的三分之一。

小小的子宫，承载着大大的使命

子宫，最重要、最显著的特点就是产生月经和孕育胎儿。可以说，子宫承载着人类传宗接代的重大使命。

首先是子宫会产生月经，子宫的周期性出血就称为月经，那么，子宫为什么会产生每月一次的月经呢?

我们都知道，卵巢具有产卵、排卵和产生激素的作用。卵巢所分泌的激素，主要是雌激素、孕激素和雄激素等。其中雌激素对性器官、第二性征及卵巢周期性发育和功能的维持是至关重要的。孕激素主要作用于子宫，保证妊娠过程的进行。雄激素可增加性欲，也参与卵泡生长和卵子成熟的调节。女人到了青春期，卵泡发育成熟，在黄体生成素的协同下，使卵泡分泌雌激素，并刺激子宫内膜发生增生期变化。雌激素量逐渐增加，让子宫内膜增厚，腺体增多、增长，呈弯曲形，血管呈螺旋状，这就称为增生期子宫内膜。这是在月经周期的第11~14天。此时雌激素出现高峰，大量雌激素作用于丘脑下部，使脑垂体释放大量黄体生成素，从而促使成熟卵泡排卵。排卵后破裂的卵泡形成黄体。黄体分泌孕激素，在雌激素的共同作用下，使子宫内膜成为分泌期。如果这个时候还不能受精，那么就会让黄体萎缩，孕激素和雌激素的分泌也会下降，子宫内膜得不到性激素的支持，就发生坏死、脱落，然后导致月经来临了。

子宫又是如何“传宗接代”的呢？当卵细胞从卵巢排出后，输卵管伞部就把它抓进输卵管里。这时如果有精子进入体内，就可以通过子宫颈、子宫，进入到输卵管里，在输卵管壶腹部与卵子相遇并结合成一个新的细胞，于是就形成了受精卵，这便是受精的过程。

受精卵靠输卵管肌肉的蠕动和输卵管黏膜上皮的纤毛摆动，逐渐向子宫腔方向移动，在受精后4~5天就到达子宫腔。此时，受精卵经过多次分裂变化成为囊胚。再经过3~4天，囊胚子宫内膜结合，埋入子宫内膜，称为着床。再继续发育，就形成了胎儿和胎盘。整个过程需5~6周。在胚胎第20~30天，胚胎内出现很多互不连系的间隙，继而合成为一个马蹄形的腔，即体腔。形成心脏的中胚层在第3周末，成为心管与胚外的血管相连接。自妊娠第9周开始至足月妊娠止，胎儿由初具人形，发育到各种组织和器官能适应脱离母体后的生活。在过程中，胎盘不断分泌激素，维持妊娠；母体发生一系列的变化，使胎儿得以成长。

女人在没有怀孕时，一般来说，子宫都只有6~8厘米长，重量只有50余克，子宫腔的容量也仅为5毫升。如此小的子宫是怎么增大到能容纳1个3~4千克重的胎儿的呢？这主要是由于妊娠后，胎盘逐渐形成，分泌激素，包括人绒毛膜促性腺激素、胎盘催乳素、绒毛膜促甲状腺激素、雌激素、孕激素等。在这些激素的影响下，全身各系统发生了一系列的变化。生殖系统变化很大，子宫不论是重量、容量，还是体积，其增长都很惊人。宫腔的容量在孕足月时可达5000毫升，为非孕期的1000倍，羊水过多者可达10000毫升。子宫的重量在足月孕时可增至1000克，为原来的20倍。子宫增大主要是子宫肌细胞的肥大、增生（可增大20多倍），结缔组织的增生，血管的增多增粗等。子宫的增大，最初是由于受到内分泌激素的刺激所导致的，而3个月之后，则主要是由于宫内压力的增加所导致的。子宫除体积增大外，子宫的形状也随着妊娠月份的增加而改变，由原来的梨形变成圆球形或直椭圆形。子宫肌壁在没有怀孕时厚约1厘米；孕中期逐渐增厚达2.5厘米；到了孕晚期，则又因子宫容量的进一步增加而逐渐变薄为0.5~1.0厘米。

女性子宫蕴藏着生育的奥妙

大家都知道，子宫是孕育胎儿的殿堂。那么，是不是意味着正常的子宫都能够怀孕呢？

子宫的主要功能是子宫内膜受卵巢激素影响，而发生周期性的变化，并产生月经。当女人怀孕后，子宫就成为了胚胎发育、成长的场所。在分娩的时候，子宫通过收缩，娩出胎儿。这样看来，子宫如果不正常，就不能够怀孕了。那么，子宫正常是不是都能怀孕呢？怀孕要经过一系列的复杂过程，如受精、着床、胎儿发育至分娩等，是夫妇双方共同决定的，如有一方不正常，就可能导致不孕不育。

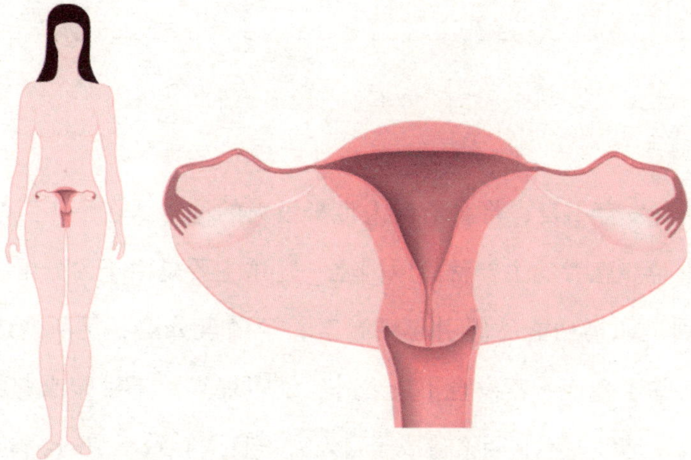

女方造成不孕的因素有很多，其中输卵管和卵巢因素引起的不孕所占的比重最高，其他如子宫的因素、阴道的因素、免疫的因素、精神心理因素及性生活因素等均可导致不孕。比如卵巢发育不良、无排卵、黄体功能不全等就不能怀孕。如果卵巢没有异常，而输卵管发育不好，功能减弱；或者输卵管不通，不能运送精子和卵子，都会引起不孕。这些因素都是非常重要的。因此，尽管子宫发育正常，如果有以上一些不正常的因素存在，也是不能怀孕的。

但无论如何，在生育的过程中，子宫都扮演着相当重要的角色。如果子宫工作得不到位，那么生育计划是肯定不能完成的。子宫发育异常，如子宫先天性畸形、子宫发育不良，都可能影响受孕或着床。如果患有子宫肿瘤，最常见的如子宫肌瘤、子宫内膜息肉，有时可影响受孕或导致流产。子宫内膜异位症、子宫内膜炎症，如结核性子宫内膜炎也不利于受孕。子宫位置不正常，如子宫极度后屈、宫颈口向前向上，也不利于受孕。

子宫发育不良会怎么样?

如果子宫发育不良，将会给女人带来极大的危害。在临床医学上，“子宫小”是不孕症患者的主要就诊原因之一。这主要是由于内分泌功能不良所致的，特别是卵巢功能障碍引起雌激素、孕激素分泌不足所造成的。而卵巢功能障碍除了会使子宫发育不良之外，还可能导致不排卵或者黄体功能不全。所以说，是多种不利因素造成子宫发育不良而导致不孕的。

根据相关研究表明，“子宫小”与肾虚及冲任失调有着极大的关系。“子宫小”患者通常是先天性的发育不良，或者是在后天发育中，没有获得充足的营养，或久病等导致肾气虚弱，肾精匮乏，冲任气血衰少，胞宫缺少营养而导致发育欠佳，胞宫发育不良。

“子宫小”在医学上叫作子宫发育不良，又称幼稚子宫，一般指青春期后，女人的子宫仍然小于正常的子宫。在正常的情况下，子宫长5~8厘米，宽为4~5厘米，厚为2~3厘米，宫腔的容积为5毫升。子宫是宝宝的第一个家，这个家对宝宝来说是极为重要的，如果这个“家”太小了，就无法成为他的避风港，当然，如果只是单纯的子宫小，对生育也不会有太大的影响，也是可以生儿育女的。

“子宫小”的女人如果想要孩子，就必须到医院去进行详细的检查，如果医生说可以，那就没有多大的问题了。因为子宫小很容易造成流产，所以，必须在经过检查之后才能确定能不能要孩子。

治疗子宫发育不良，要以补肾填精、温肾暖宫为主要方法，鼓舞肾气，促使雌激素水平升高，促进性腺功能及子宫发育，从而增加受孕机会。推荐患者选择合理的激素，激素能够促进子宫的再次发育，使患者恢复正常的生育能力。治疗“子宫小”的正确方案是，先对造成子宫发育不良的因素加以确定，然后再通过促进排卵的方法，使卵巢恢复功能，正常分泌雌激素、孕激素，从而刺激子宫的生长发育，使不孕症患者受孕。

此外，诊断子宫发育不良也不能单凭B超来测量。因为B超测量子宫体的长、宽、厚分别低于5厘米、4厘米、2厘米的，才能诊断为是“子宫发育不良”。相关的专家则认为，专业的“阴道超声”比普通的腹部超声更准确。但是，话又说回来，我们决不能仅凭B超简单测量甚至仅凭妇科内诊就轻率地诊断。通过测量子宫的容量，若容量小于5毫升，则可诊断为“子宫发育不良”。但值得注意的是，测量子宫容量的诊断方法，需在宫腔内注入液体测量，会给患者带来一定痛苦。如果怀疑或初步确定为“子宫小”，可以到大医院确诊。

对于已确定子宫发育不良的女性，除个别属先天性障碍而难以治疗外，绝大部分都是可以治疗的。要取得较好的疗效，还需要确定子宫发育不良是否是先天发育上的障碍。排除之后，即可用相应的治疗手段进行治疗了。

子宫颈，直接关系到女人的“性福”

子宫颈是女性生殖系统中最重要的组织器官之一，也是阻止病原体进入内生殖器的一道重要防线。然而，它本身也经受着各种致病因素的侵袭，如分娩、流产、手术损伤宫颈等。宫颈内膜的皱裂很多，细菌一旦潜伏上去，就很难消除，这样极易引发宫颈炎症。

子宫颈位于子宫的下部，近似圆锥体，长2.5~3.0厘米，上端与子宫相连，下端深入阴道，子宫颈突出于阴道内，内含有腺体，可以分泌出一种黏液。子宫颈是精子通过的第一关。它分泌黏液，随着月经周期而改变，在雌激素的作用下，宫颈黏液变得稀薄，有利于精子穿过。子宫颈管是贮藏精子的地方，它的内壁有很多隐窝与裂隙，精子可以暂时存贮1~2周，等获得了足够的能量后，再进入子宫中。

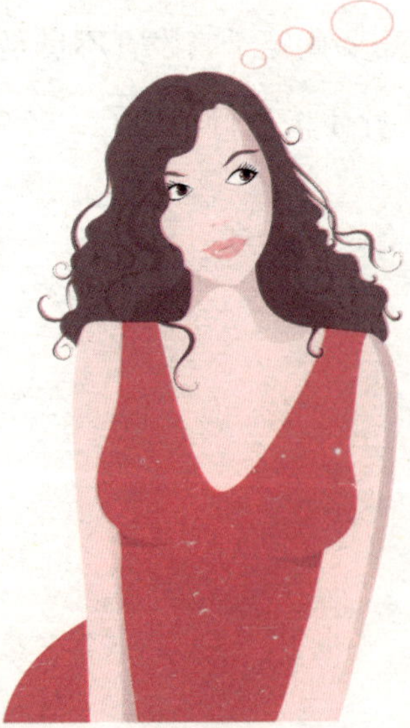

有人说，子宫颈还关系到女人的“性福”。确实，性功能与许多因素有关，生殖器官可直接影响到性生活。从外阴、阴道、子宫到卵巢，这些部位的发育和疾病都会给性生活带来影响。那么子宫颈能否影响性生活呢？答案是肯定的，子宫颈同样会给性生活带来影响。

而当子宫颈患有严重的炎症时，还有可能通

过性交相互感染，继而造成性交不适或者疼痛。此外，宫颈手术后或宫颈裂伤后都可造成性交不适。由此可见，子宫颈与性生活的关系是很密切的。因此，养成良好的卫生习惯，预防子宫颈损伤是很重要的。

子宫颈炎是一种女性常见的妇科病，引起子宫颈炎的原因主要有以下三点：

第一，是机械性刺激或损伤。子宫颈炎多见于已婚妇女，只有少数发生在未婚者，所以它的发生与性生活有一定关系。自然或人工流产、诊断性刮宫及分娩都可造成子宫颈损伤而导致炎症。

第二，是病原体感染。其中，最常见的是葡萄球菌、大肠杆菌、链球菌、绿脓杆菌等引起的化脓性炎症。结核杆菌可引起结核性子宫颈炎。淋病双球菌还可引起淋病性子宫颈炎。

第三，化学物质的刺激。用某种酸性或碱性溶液冲洗阴道，或将栓剂放入阴道，都可能引起子宫颈炎。

子宫颈又分内口和外口。内口上皮是一种纤细且会分泌黏液的红色柱状组织，外口由粉红色的鳞状上皮覆盖并衬垫着阴道。纤柔的柱状上皮很容易受到感染，当发生长期慢性炎症时，子宫颈外口的鳞状上皮就会被柱状上皮所覆盖。柱状上皮非常薄，如果见到下面的毛细血管及红色间质，呈现出红色区，并与周围的鳞状上皮有明显的界限，这就是宫颈糜烂。

女人要想获得“性福”，就应妥善照顾好自己的子宫颈，做好子宫颈炎和宫颈糜烂的预防工作。

子宫肌瘤的三个信号

子宫，影响着女人一生的健康指数。一旦子宫病变，女人就会感觉到这样或那样的不适。当出现以下几种情况时，女性朋友就需要高度警惕了，很可能是子宫患了疾病的信号。

第一是月经发生改变。月经发生改变是子宫患病的最常见症状之一，通常表现为月经周期缩短、经量增多及经期延长等。这可能是由于子宫肌瘤的存在，使宫腔变大，内膜面积增大，子宫收缩不良或合并子宫内膜增生过厚引起的。黏膜下子宫肌瘤的主要症状为月经过多。随着肌瘤的增大，可出现经期延长。一旦肌瘤发生坏死、溃疡、感染，则有持续性或不规则阴道流血。

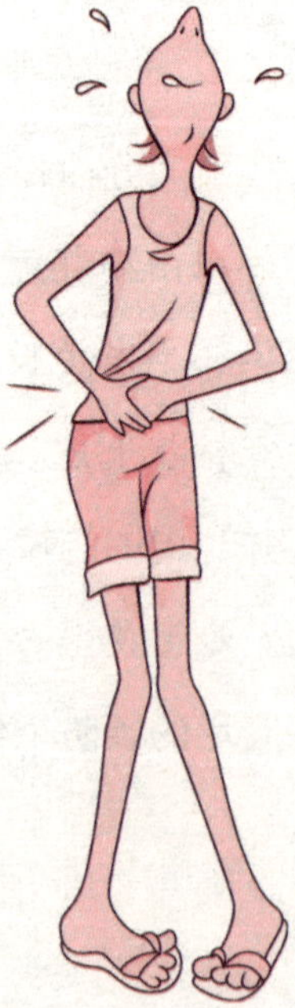

大多数的子宫肌瘤患者在经期都会出现月经过多的现象，经量会增加到原来的一倍甚至几倍，还会出现下腹坠痛的现象，因此患者在经期一定要注意休息，避免过度劳累，以免病情加重，继而引起月经不调。一旦出现月经过多的症状就应及时就医。如果长期月经过多，可导致继发性贫血，严重时还会出现头晕、心慌、四肢疲乏无力的症状，这时还会影响到日常的生活与工作。

第二是下腹疼痛。女人如果经常下腹疼痛或腰背部坠胀，酸痛不适，那一定是子宫出现问题了，这主要是由于肌瘤压迫周围的组织所引起的疼痛。一般情况下腹痛不严重，不会影响到正常的生活与工作。如浆膜下肌瘤发生蒂扭转或肌瘤红色变性，可出现剧烈疼痛。但如果是单纯地表现为腰背部的疼痛，则需要与腰肌劳损、腰椎病相鉴别。如果子宫肌瘤较大时，患者可在下腹部触及一包块，质地比较硬，但形状不太规则或呈结节状，无压痛，肿块一般不活动。若为带蒂的浆膜下子宫肌瘤，则包块可活动，如包块位于下腹一侧，则需要与卵巢肿瘤相鉴别。

第三是白带异常。女人一旦出现了白带异常的现象，就要警惕患有子宫肌瘤了。子宫肌瘤患者常伴有白带增多，色白或微黄，有异味，一般还伴有外阴瘙痒。这主要是由于子宫肌瘤使宫腔变大，腺体分泌物增加所致的。黏膜下子宫肌瘤伴感染时，白带量明显增多，水样，有时可呈血性白带。若白带量多，如豆腐渣样，伴外阴瘙痒，要与阴道炎相鉴别。

当身体发出了以上这三种信号，女人就要多上点儿心，要警惕自己的子宫发生病变了。

子宫畸形——不可言喻的疼痛

子宫畸形是女性生殖器官畸形中最为常见的一种现象，是指在发育的过程中，由于受到某种因素的干扰和影响，在演化的不同阶段停止发育而形成各种发育异常的子宫。

很多子宫畸形患者可能没有任何特别的现象，月经、性生活、妊娠、分娩等亦均无异常表现，所以，终身都很难被发现。但也有相当一部分患者的生殖系统功能会受到不同程度影响，到性成熟时，婚后、孕期、产时，都会产生异常的现象，比如说月经异常，不孕不育，以及妊娠后往往引起流产、早产或胎位异常等现象。

子宫畸形是生殖器官发育异常中最常见的一种，可分为子宫发育不全和子宫重复性发育异常这两大类。

子宫发育不全，又可以分为以下几种：

1.先天性无子宫：这种人常合并无阴道，但卵巢发育正常，第二性征也不会受到影响。

2.始基子宫：又称为痕迹子宫，患者子宫很小，仅1~3厘米长，因为没有内膜，所以不会有月经。多数伴有无阴道。

3.实性子宫：这种情况形状似正常子宫，但是没有子宫腔，也没有子宫内膜生长，子宫小于正常。有时可以形成部分宫腔，出现经血潴留及周期性下腹疼痛。

4.子宫发育不良：也叫作幼稚子宫。这种子宫的结构及形状正常，但比正常的要小，常呈极度前屈或后屈。子宫颈相对比较长，宫体与宫颈之比为1：1或2：3，宫颈呈圆锥形，子宫颈外口小。这种子宫常常是不孕、痛经、月经过少的一个重要原因。

子宫重复性发育异常，这种现象比较常见，又可以细分为以下几种：

1.双子宫：也就是左右各自成为一套输卵管、子宫、子宫颈及阴道，两者之间有结缔组织隔开，这种发育异常的现象也比较常见。

2.重复子宫：即子宫、子宫颈、阴道均隔成左右两部分。

3.双角子宫：单宫颈、单阴道，外形呈双角形的，叫作双角子宫。如子宫底部稍下陷，呈鞍状或弧形，则又称为鞍状子宫或弧形子宫。

4.单角子宫：发育完全的子宫多偏向一侧，仅有一个输卵管，可合并一残角子宫，残角子宫具有宫腔，但没有宫口，与发育完全的一侧的子宫腔不相通。

5.纵隔子宫：子宫的外形是正常的，宫腔被隔成两部分，称为完全纵隔子宫，也可形成不完全纵隔子宫。纵隔有时可延伸至阴道，同时形成阴道纵隔。

子宫畸形是女人不孕不育的主要原因，可以经诊断后采取手术治疗的方式来提高妊娠率，一般来说，有以下三种手术方式：

1.子宫吻合术：如果患者为双角子宫，且有反复流产的现象，排除了其他非子宫畸形所致流产原因之后，可行子宫吻合术，即从一侧宫角至对侧宫角做一横切口，切入子宫腔（两侧角部应距输卵管间质部0.5厘米以上），若有纵隔应切除之，切口可用吸收线纵行做浆肌层间断缝合，不穿过内膜层，将两侧宫角的切口顶点对合起来，而形成一个纵行缝合口，以使矫形后的子宫有一个完整的宫腔。如果两侧的宫腔距离比较远，则可以在宫底部做“V”形切口。

2.子宫纵隔切除：可经腹部手术或行宫腔镜手术。目前，我国很多医院采用腹腔镜监护下宫腔镜切除子宫纵隔，这样大大地提高了手术的安全性，手术成功率高达75%。手术宜在月经后5~10天施行，以5%葡萄糖作为膨宫液，用激光或电刀切除，自下而上切开子宫纵隔。手术之后会让反复流产率降低，足月妊娠率及分娩率提高。

3.残角子宫切除术：残角子宫妊娠，残角子宫有功能内膜致经血潴留者，非孕期确诊为残角子宫者（除非残角子宫为实性、无内膜、无症状者），都要做残角子宫切除术，同时切除同侧输卵管，以免以后发生异位妊娠。以上矫正手术后，避孕1年以上才可以怀孕，分娩方式则以剖宫产为宜。

经手术之后，必须要用激素人工周期治疗3个月，以促进子宫内膜增生修复，防止不规则阴道出血。手术后的2~3个月内最好停止房事，在经过检查后方可恢复夫妻生活，还必须避孕12个月。子宫畸形手术之后，最好放入金属避孕环9~12个月，一则防止术后宫腔粘连，二则达到避孕目的，保证子宫切口如期愈合。

不同时期，给予子宫不同的呵护

我们知道，只有子宫好了，女人才能真的好。健康女人的标准就是宫巢健康，肤质润泽，大小便规律，情绪稳定。所以，每个女人都应当好好护理自己的子宫，而且，在不同的时期应予以不同的护理。

儿童期是子宫发育的高峰期，所以，呵护子宫的健康要从儿童期开始。为了让子宫能保持良好发育，让子宫体与子宫颈的长度比例正常，避免子宫发育不良的发生，以及让子宫“立得端，站得稳”，既不前倾也不后仰，必须做好以下几点：

第一点是要合理安排三餐，子宫发育所需的全部营养素要能充分供给，如蛋白质、脂肪、糖类、维生素与矿物元素等。要想做到这一点，就要坚持母乳喂养到1岁，并合理安排辅食。在断奶后还要坚持吃平衡餐，即食物品种多样，比例平衡。

第二点是要让孩子睡足睡好，这是由于睡眠时体内分泌的生长激素最多，而生长激素有利于全身组织与器官的生长。

第三点是要鼓励孩子勤上运动场，参加各种体育活动，因为运动也有助于体内激素的分泌。

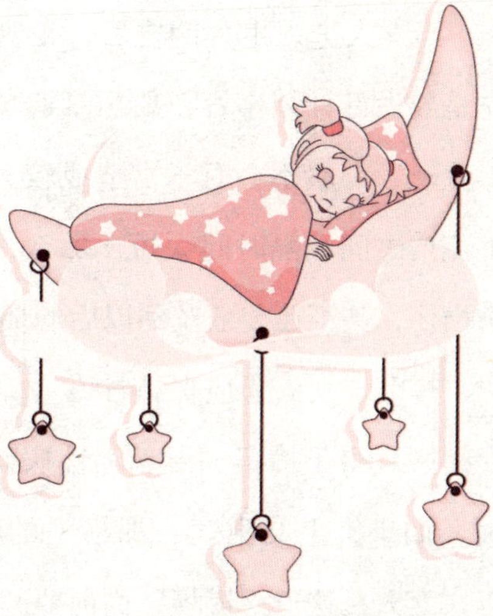

除此之外，儿童期的小女孩也可能会遭遇妇科病的侵袭，诸如外阴炎、阴道炎等。由于子宫的开口是向外的，细菌随时都可能侵入子宫。所以，要破除只有已婚女性才看妇科大夫的陈规陋习，树立小女孩也要定期看妇科的新保健观。一经发现患了妇科类疾病，就要及时治疗，将其消灭在萌芽状态，以保障子宫的安全。

当女人的第一次月经来临时，就标志着子宫发育已经基本成熟了。女孩子也由此进入了青春期。此时，子宫进一步向外界“开放”，与外界的联系也扩大了，形形色色的病原微生物有了可乘之机。这个年龄阶段的女人要遵循适龄婚育的原则，切忌早婚早育。根据相关资料显示，女性过早婚育，由于子宫发育尚未完全成熟，不仅难以担负起孕育胎儿的重任，不利于优生，而且容易使子宫不堪重负，进而罹患多种疾病。一般来说，少女生育比成年女性更易发生难产，子宫破裂的机会也会显著增加，产后也更容易出现子宫脱垂的现象。

特别是现在令人担忧的非婚妊娠现象越来越多，致使人工流产率呈直线上升，有些人还会在短期内反复多次施行人工流产，或者私自进行药物堕胎，这对子宫的摧残尤为严重，应给予高度重视。

当女人进入生育期之后，子宫更需加强保护。这个年龄阶段的女人，首先是要做好计划生育，要尽量避免人工流产。有充分准备的和正规操作的人工流产，一般不会对子宫造成较大的伤害，但如果流产的次数过多或两次人工流产之间相隔时间太短，那么，后果将不堪设想，可导致子宫内感染或子宫损伤，甚至还会危及到以后的怀孕。

其次，女人还应保持性专一，严防性病的偷袭。稍有常识的人都知道，女人一旦得了梅毒、淋病等性病，虽然可以治疗好，但还是会给子宫带来麻烦。如果染上艾滋病，那搭上的就不仅仅是子宫，而是自己的生命了。所以，女人在这道“堤坝”面前要“严防死守”，绝对不能越雷池半步。

再次，夫妻之间的性生活要有节、有度，并要注意清洁卫生。男人的包皮垢是一种化学性致癌物，有可能诱发女性宫颈癌。所以，包皮过长的男子应施行包皮环切术，平时还要勤洗澡，保持性器官的卫生。女人一旦进入孕期，要严格限制性生活，尤其是在孕早期和孕末期，要严禁性生活，以防子宫感染。

此外，女人在怀孕期间要遵照医嘱，定期做好产前检查，特别要警惕有无阴道流血和胎位异常等情况。一旦发生异常现象，应立即就医。女人产后坐月子也要讲究科学，要注意日常的生活起居，保证有充分的休息时间，要避免干重活，防止子宫发生脱垂。

一般情况下，都认为女人在生育后的一个月就能恢复体质了。但是中医学上认为，女人在产后应保养2~3年，因不同女性的体质而定。要特别注意清宫和暖宫，除了补充营养之外，还要多多注意锻炼，要处理好下次生育的缓冲期。

当女人进入绝经期之后，就表明子宫已经“退役”了，但这个时候，子宫的保健工作依然不容放松。因为一般情况下，老年期更容易发生子宫疾病。所以老年女性仍须注意观察来自生殖系统的疾病信号，如“老来红”、性交出血等现象。同时，更年期妇女要注意合理进餐，坚持适度体育锻炼，戒烟忌酒，防止肥胖。

即使化再好的妆，也不如调理好子宫

有些女人，不化妆就不敢见人，而一些女人即使不化妆，也依旧风采动人。在生活中，常常可以看到很多女性一到了三四十岁，尤其是结了婚，生了孩子之后，脸上的斑点就一年比一年多。甚至有些还没有结婚生子的女人，脸上也会长满了斑。

脸上长满斑点是一个比较复杂的问题，在美容医学养生行业里有句话叫作：“宁可治十个痘，也不愿治一个斑。”这是因为女人只有在青春期才会长痘，这说明了女人阳气充足，这时脸上长痘，也只是身体局部失调所致，是一个比较容易解决的问题。但是，如果一个女人已经到了三四十岁，脸上还长了痘痘，而且是长了又消，消了又长，那么，很可能等痘疮消退之后，还会留下暗斑、色斑，也就我们通常所说的色素沉

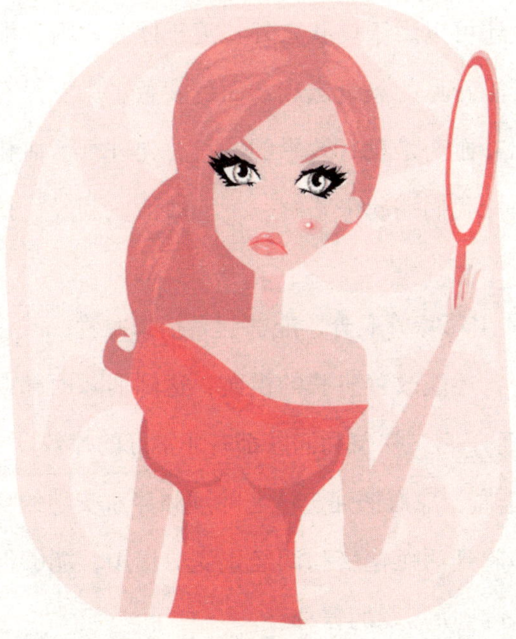

着。这时，要想根治，让脸蛋变得光滑如初就很难了。

这时，爱美的女人就开始依赖化妆品了。殊不知，滥用或者不当使用化妆品，也会导致面部斑点的产生。那是因为市面上的某些化妆品，不符合卫生标准，其中铜、锌、汞、铅含量严重超标，会让皮肤吸收，然后引起酪氨酸酶活性增强，加速面部黑色素沉着；还有一些伪劣化妆品，刺激皮肤后会导致炎症的发生，这样不仅起不到养颜的作用，反倒会让女人更加惨不忍睹。那么，当女人遭遇此番境地时，又该如何是好呢？

即使是无害的化妆品，也是治标不治本的。女人要想拥有一张光滑的脸，还得从调理子宫开始，用中药来调理，不仅能解决斑点，还能够排出由于长期使用化妆品而产生的铅、汞等重金属离子，从而解决皮肤粗糙、松弛、暗沉等问题，排除毒素，还你一张光洁的脸。

传统医学认为，“凡离经之血，虽清血也、鲜血也，皆为瘀血”。意思就是说，凡由内向外的原因，致使血液离经外溢，就形成了病理性的产物——瘀血，这种古老的学说与现代医学的认识完全吻合。当子宫内淤积的血不能以月经的形式排出体外时，还可以溢于皮肤之外、流于体腔之内、滞于肌肉之间，于是就造成了我们所能看见的斑斑点点、面色疲惫、头发没有光泽等现象。这时如果只养血和用补血药是没有效果的，只有先进行活血化瘀，才能从根本上改善症状。下面让我们一起来了解一下能够活血调经，祛除斑点的几味中药。

1.川芎。该草药中含有黄酮苷和川芎嗪等成分，能够起到扩张血管、改善血液动力、解除微血管痉挛等作用，还能改善肌肤的供血，达到消除面部或者身体色素沉着的目的，对女人调理子宫、祛斑和润肤都有非常好的疗效。

2.丹参。它有活血调经、祛瘀止痛、凉血消痈、清心除烦和养血安神的功能。对广大的女性而言，此药能够起到活血化瘀和调经止痛的作用，能够促进和改善人体血液循环，还能提供子宫所需要的养分。

3.田七。田七具有止血散瘀、消肿定痛和宣痹宽胸的功效，对美容祛斑也有不错的疗效。最好是选那些个大、坚实、体重皮细、断面呈棕黑色和无裂痕的。

4.益母草。要在夏季生长茂盛，花未全开之际采摘，这味药主要治疗妇女月经不调、胎漏难产、胞衣不下、产后血晕、瘀血腹痛、崩中漏下、尿血、泻血、痈肿疮疡等，对护肤美容也有比较好的效果。相传，武则天每天早晚都用此药擦洗面部及双手，用完后感觉皮肤细腻润泽，这是她永驻青春的不二之法。

5.红花。这味药可活血通经，祛瘀止痛，可治疗闭经、痛经、产后瘀阻腹痛等。养血和血宜少用，活血祛瘀宜多用。红花还具有美容养颜的效果，但这味药是孕妇忌用的。

养好子宫，贵在保持身体“和谐”

健康，实际上就是一种和谐、平衡的状态。一般来说，子宫类疾病的出现，是因为身体的和谐、平衡状态被打破了。如果身体各部分丧失了协调，那么，就会严重影响到子宫的健康。下面，让我们来分析一下，到底是哪些原因导致了我们身体状态的不和谐，然后根据自己的实际情况加以调理。

首先，是七情。所谓的七情是指喜、怒、忧、思、悲、恐、惊。古往今来，中医们都很重视七情，因为七情能够扰乱五脏六腑的功能，使脏腑功能失调，比如过喜或过惊会导致伤心，过怒会伤肝，过度思虑会伤脾，过悲或过忧会伤害到肺，过恐会伤肾。相对应的，如果人体五脏六腑的功能失调了，也会导致情绪的反应异常，所以说，女人要时刻保持着良好的心态，做到凡事都顺其自然，不要强求，最好是要做到不以物喜，不以己悲，永远保持平常的心态，这样才会让身体保持平衡，子宫也才会更健康。

其次，是饮食失度。在我们身体的各个脏腑当中，脾胃的责任就是消化和吸收食物，如果女人们平时不注重饮食健康，常常暴饮暴食，或者饥一顿饱一顿，或者偏食，或者不讲究饮食卫生，都会损伤脾胃。中医学上认为，脾胃是后天之本，如果脾胃伤了，就会导致五脏失调，继而累及到其他脏器，引发疾病。

第三，是过度的疲劳或者过度的安逸。现在，很多女性上班族都是上班对着电脑一整天，在路上就是对着手机，回家之后就是对着电视，殊不知，这是一种极易损伤人的精血的做法。血是肝血，肝主魂，心藏神，如果长时间地看电脑、手机和电视，会耗散肝血心神。

此外，睡久也会伤气。很多女性上班族一到节假日就没日没夜地睡觉，就算是清醒着也躺在床上不愿意起来。长此以往，就会导致气脉运行不通，伤了气；而且，久坐也会伤肉，这个肉指的是脾，脾在身体里是主运化的，总是坐着不动，脾就无法运化，这也是很伤身的。久立则会伤骨，就是说站得时间长了，就会伤腰、伤腿、伤膝盖、伤筋骨。如果女人们总是不停地四处奔波，而得不到充足的休息，也是会损害到子宫的健康。

另外，过度安逸、懒惰和过度疲劳一样，也不利于我们的健康。如果把人比作是一台机器，那么懒惰就是让机器停滞的铁锈。懒惰会让人脏腑中的气血失调，从而诱发疾病，主要表现为脾胃功能的呆滞不振、厌食、腹胀等，日久可以影响气血津液的代谢，产生气滞血瘀、形体肥胖等病变，所以懒惰比操劳更容易消耗人的身体。

最后，是“六气”过度导致了“六邪”的形成。“六邪”包括风邪、寒邪、暑邪、湿邪、燥邪和火邪。风邪：风一年四季都有，但主要是春天的风最多见，人体一旦感染了风邪，就会引发鼻塞流涕、咽痒咳嗽、头痛发热等疾病，所以一年四季，特别是在春天，一定要注意避免风邪的侵入。寒邪：是指“寒气”入侵人体引发的病邪，会导致人体气血津液运行迟滞，甚至凝结不通，从而出现各种疼痛的症状。暑邪：这种情况多见于夏季，那时天气炎热、暑湿交蒸，人感染了暑邪后，多会表现出高热、大汗、烦渴、肌肤灼热等症状，夏天中暑就是典型的暑邪。湿邪多发于雨水较多、湿热熏蒸的时节，此时湿易困于脾胃，使人不思饮食，口黏口甜，如果人沾染了湿邪，则会出现以湿疹为代表的皮肤病。燥邪现象多见于秋季，这时空气干燥缺乏水分，湿度比较低，容易引起身体的不适，甚至疾病，比如口鼻干燥、皮肤干涩、大便干结不通等都与燥邪有关。火邪大都是由内因而生，但也有部分是外因导致的。内因最常见的就是身体里面阴阳失调，另外有经常熬夜，吃辛辣的食物等习惯的女性也容易引发火邪，导致出汗、口渴、排尿短赤等现象，而外因最常见的就是温度过高、缺水，以及在闷热的环境下待得时间过长。

让“激素”呵护你的子宫吧

激素是由人体内分泌系统所分泌的，能调节生理平衡的激素的总称。有专家表示，激素平衡是保护子宫的关键。

各种激素对人体新陈代谢内环境的恒定、器官之间的协调，以及生长发育、生殖等起调节作用。它不但影响一个正常人的生长、发育及情绪表现，更是维持体内各器官系统均衡动作的重要因素，一旦激素分泌失衡了，人的身体就会出现病变。

一个人是否能达到身心健康，激素担当着举足轻重的作用。如果一个女人的激素失衡了，会导致很多疾病的发生，其中以子宫疾病最为显著。激素失调会导致月经周期紊乱、子宫肌瘤与宫颈癌的病发。

所以说，激素对女人有着至关重要的作用。可以说，女人是因为有了激素才被称为女人。因为它决定了女人的皮肤光滑程度、形体发育程度以及经期的健康程度和骨骼的柔韧程度，也关系到女人是否能永葆青春。

激素充足的女人也不容易让子宫老化得快，它不仅可以停止老化，还可反转生理时钟、恢复青春。有些女人到了30岁，就明显地发现自己的肌肤出现了斑点、皱纹，于是她们经常下血本，购买一大堆化妆品往脸上抹。殊不知，这时，单纯的营养补给是于事无补的。

在对抗肌肤老化的过程中，溯源才是根本，雌性激素缺乏是引起机体出现衰老的最大原因。雌性激素决定了皮肤的亮泽度、细嫩度及滋润度。德国的一项调查发现，雌性激素的分泌量影响着肌肤，因为有相当部分雌性激素保存于脂肪组织中。肥胖者体内有着更多的雌性激素，所以，肥胖者虽然长着一个不大雅观的身材，但却往往拥有细嫩、光洁的面容，但有一点值得注意，肥胖并非是件好事，肥胖者体内虽然有着较多的雌性激素，但这些雌性激素可能会失衡，从而

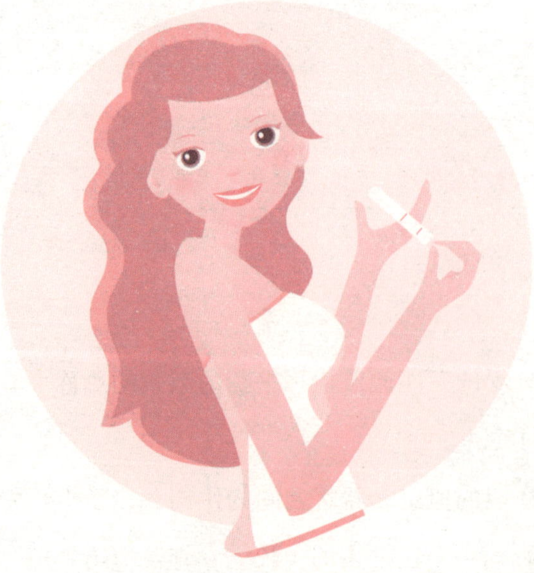

会导致多种疾病发生。

此外，充足、平衡的雌性激素，还能让女人拥有更多的幸福感。女人在怀孕期间，往往会更愉悦，这是因为胎盘会产生大量的孕酮。从怀胎的第四个月开始孕酮加速产生，并且，一天内可能高达300毫克或更多。是怀孕之前的10～15倍，而怀孕期的高浓度孕酮，也是让女人心情愉快的主要原因。但是，孕酮的分泌量，会随着月经周期而增加或减少，在行经期及来经前几天，孕酮分泌量是整个月经周期中最少的时间，因此，在经期，女人往往都会有莫名其妙的忧伤和烦恼。

女人从30岁开始，随着年龄的增大，卵巢功能就会逐渐衰退，体内的孕酮分泌量也会逐渐减少，尤其是到了更年期，孕酮的分泌几乎停止，从而可引致更年期抑郁，而且，人体内分泌系统、神经系统、免疫系统都是相互作用的，不好的心情又会影响到整个内分泌系统，形成恶性循环。所以说，激素失调，也容易导致子宫肌瘤的病发。

总之，女人要让自己的子宫保持健健康康的状态，就必须调节好自己身体内的激素。

女人，不要轻易和子宫说“再见”

只有子宫完整了，女人才会完整。子宫作为女性最重要的内生殖器官之一，因病变而被切除的情况屡见不鲜。但是，子宫不仅是生殖器官，还具有内分泌的功能。一旦子宫被切除了，就会导致身体出现一系列变化，具体有以下几种表现：

1.月经消失。月经是由于子宫内膜的周期性脱落所形成的，子宫被切除之后，月经自然会消失了。

2.阴道分泌物减少。阴道分泌物由宫腔、宫颈腺体分泌物以及阴道脱落细胞组成。子宫切除后阴道分泌物会明显减少。

3.女人失去子宫后，会提前出现更年期的症状。卵巢的血液供应来自卵巢动脉及子宫动脉的上行支。子宫所供给卵巢的血液占50%~70%。子宫切除可影响卵巢的血液供应，会加速卵巢功能衰竭。一般情况下，切除了子宫的妇女，其卵巢衰竭的年龄会比自然绝经者早4年，而且34%的妇女在术后2年内会出现卵巢衰竭和更年期的症状。

4.子宫切除会影响盆底的完整性，缩短了阴道，性生活也会受到一定的影响。但做子宫次全切除或筋膜内子宫切除，则对性生活的影响会大为减小。

5.切除了子宫会导致心血管发病率的上升。子宫被切除之后，卵巢功能会早衰，雌激素分泌会减少，心血管发病率会上升，容易出现肥胖、高血压、心脏病、骨质疏松症等。

如果子宫病情恶化得相当厉害，到了不得不切除的地步，那么，在做子宫切除术之后也应注意以下几点：

第一，在手术之后应当尽早下床活动，这样才能预防手术后盆腔脏器粘连、静脉炎及静脉栓塞等并发症。

第二，全子宫切除术后，可能会有少许阴道流血，颜色暗淡，一般持续1周左右，最长不超过两周。如果流血时间长或阴道流血量多，则应及时去医院就诊。

第三，手术之后应定期清洗外阴，保持外阴清洁，1月内禁盆浴，以免引起上行性感染。

第四，在手术后2个月之内要禁止性生活。

第五，应在手术后1个月、3个月分别到医院复查一次，如果有特殊情况要随时就医。

第六，手术之后要休息3个月，可进行适当地活动，但要避免过重的体力劳动及剧烈的体育运动。

第二章

子宫的烦恼，美丽的疼痛

子宫内膜异位到底是怎么回事？

女人的子宫内膜是一种非常神奇的组织，它可以周而复始地不断生长，行使着月经、受孕等功能。但是你可能并不知晓，子宫内膜一旦“逃”出了子宫，在盆腔、腹腔里“安营扎寨”，它顽强的“生命力”可能会惹出无穷无尽的麻烦，甚至还会剥夺女人做母亲的权利。

两年前，25岁的张华发现自己怀孕了，但因为未婚先孕，她没有打算要这个孩子，而是选择了做人工流产手术。就是因为那次手术，差点让她失去了做母亲的机会。从那以后，她每次来月经都会觉得小腹疼痛，月经流量也增加了不少。但张华一直没把这当回事，疼得厉害了就吃两片止痛药。后来，她结婚后准备要孩子，却怎么也怀不上了，于是赶紧到医院去求诊。

根据输卵管造影显示，张华双侧输卵管畅通，但存在粘连、扭曲的情况，卵巢有阴影。于是医生又安排她做了进一步的腹腔镜检查，发现张华的卵巢内存在子宫内膜异位囊肿，卵巢、输卵管、肠子都已经粘连在了一起。这是典型的人工流产引起子宫内膜异位症。专家称，人工流产过程中子宫内膜碎片可能被压进盆腔，之后到处扎根生长，从而引起盆腔内器官粘连等一系列症状。显然，张华就是这种情况，子宫内膜异位发生在卵巢部位形成囊肿，囊肿影响了卵巢的排卵功能，扭曲的输卵管更影响了卵子的运输，因此才让她无法怀孕。

弄清病因后，医生为张华剥除了囊肿，又把粘连在一起的器官分开，将

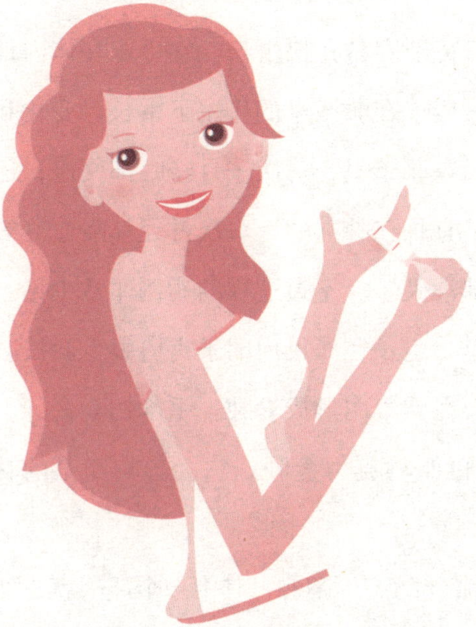

扭曲的输卵管复位，同时局部使用防止粘连的药物。巩固治疗3个月后，张华终于成功怀孕了。

子宫内膜异位症是一种常见的妇科病，而且现在发病率越来越高。正常情况下，子宫内膜生长在女性的子宫腔内，每个月按时脱落，随血液排出体外，形成月经。如果由于某种原因，一些子宫内膜碎片转移到卵巢、盆腔、腹壁等其他器官或组织上开始生长，就形成了子宫内膜异位症。这种病顾名思义，就是子宫内膜组织离开子宫腔，到其他部位生长。生长在子宫外面的叫子宫内膜异位症，生长在子宫本身肌肉层的叫子宫肌腺病。

子宫并不是一个密闭的空间，而是通过左右两侧的输卵管与盆腔相连的，这也就成了子宫内膜“出逃”的两条通道。子宫内膜异位症的发病原因，目前医学上还没有确切的结论，但临床证明跟经血逆流、人工流产、免疫因素等有关。在人工流产手术中，宫腔与盆腔内的压力不平衡，刮宫造成的子宫内膜碎片很容易通过输卵管被吸入盆腔、腹腔，进而“生根”。不过这也跟个人的免疫能力有关，做人工流产手术的人很多，却不是人人都会得子宫内膜异位症。

也有人的子宫内膜异位症是分娩造成的，剖宫产把胎儿取出时，可能会带出来一些子宫内膜组织，掉落在手术切口上或盆腔中。顺产时，子宫内膜组织也可能被胎儿带到会阴的侧切伤口上。此外，一些先天性的生殖器官畸形也会引起子宫内膜异位症，如宫颈闭锁、阴道闭锁、阴道膈等，这种病人脱落的子宫内膜不能随经血顺利排出体外，更容易沿输卵管逆流到盆腔和腹腔。

子宫内膜是一种反复再生的组织，特别容易扎根生长。它可以在体内任何部位生长，而且跟正常的子宫内膜一样，在雌激素的作用下生长、变化和脱落，形成“经血”。子宫内膜可以长在肠子里，每次来月经时都便血；还有长在肾脏的，每次来月经时都尿血；有长在肺部的，每次月经都咯血。等子宫内膜异位症治好了，这些症状也都消失了。不过这样的病例非常少见，子宫内膜异位症最常见的部位是在卵巢。生长在卵巢内的子宫内膜也会按时形成“月经”，但血液无法排出，就会在卵巢内形成囊肿。手术切开囊肿会发现，囊肿里满是褐色的血液，因此也叫巧克力囊肿。它会影响卵巢的功能，造成不孕。

大概40%以上的子宫内膜异位症患者伴随有不孕症，其中一个原因就是卵巢功能受到影响。另外，受孕本身也是个非常复杂的过程，人体经过一系列精确的调节，使盆腔环境达到合适受孕的标准。而异位的子宫内膜会改变盆腔内的环境，不利于精卵结合，患者自然就无法怀孕。另外，异位生长的子宫内膜会伤害人体组织，造成器官粘连、输卵管扭曲变形等。排卵、受精卵着床和受精卵输送等任何一个环节出问题，患者都无法怀孕。

不正常出血，到底是怎么了？

子宫不正常出血会有哪些表现？身为一个细心而又敏感的女人，我们又该如何及时而妥帖地给予自己最好的关爱呢？

根据临床医学表明，以下几种现象是属于不正常的子宫出血，为女人的健康敲响了警钟：

1.经量增多，经期延长，但月经周期正常。一般来说，出现这种情况，可能是患了子宫肌瘤、子宫肌腺症；此外，女人在上环之后，可能会出现经量增多的现象，这是正常的。

2.不规则出血。较长时间的不规则阴道出血，可能提示生殖道恶性肿瘤，如宫体癌及宫颈癌，还要注意排除早期子宫内膜癌。

3.停经后不规则出血。一般属于跟妊娠有关的疾病或更年期无排卵子宫出血以及生殖道恶性肿瘤。

4.接触性出血。一般属于颈息肉，宫颈糜烂以及早期的宫颈癌。

5.血性白带。白带中有血丝，一般属于慢性宫颈炎，黏膜下肌伴感染，宫颈癌，子宫内膜癌或老年性阴道炎。

6.经前或经后血染。经前数日或经后数日少量的血性分泌物，多见于卵巢功能不正常，也可见于安放节育器的不良反应；此外，子宫内膜异性症也可能出现类似情况。

7.绝经后阴道出血。绝经期限短，出血量少，持续时间短，多为绝经后子宫内膜脱落引起的出血；若绝经期限长，出血量较多，流不净或反复出血，多考虑子宫内膜癌。

8.有阵发性阴道血水。女人一旦发生这种现象，就要警惕输卵管癌的袭击。

子宫肌瘤是导致子宫不正常出血的重要原因之一，这些患者常有月经逐渐增多的病史。经检查方可发现子宫增大、质硬，黏膜下肌瘤的子宫常表现为均匀增大。如果其中较大的壁间肌瘤发生大出血时，可先行诊刮术，同时给予止血药、补液，必要时还可以输血。如果出血过度，则宜实施切除子宫的手术。当黏膜下肌瘤已经脱出宫颈口外，应立即自阴道去除瘤体，才能达到迅速止血的目的；当瘤蒂比较细时，则应以止血钳夹肿瘤，顺时针或逆时针扭转可轻易全部扭出；如蒂较宽时，尤其是从宫底部延伸而来的，则可用止血钳夹住根部，切断瘤蒂，残端“8”字缝合或电灼，也可用套圈穿过肌瘤，拉紧缝线，切下肌瘤。

子宫内膜癌也主要表现为异常性子宫出血。绝经的女人主要表现为绝经后不规则出血，未绝经的女人表现为月经紊乱、经期延长或经量增多。大量出血多发生在患有内膜癌晚期的女人身上，癌组织常发生坏死脱落或穿破浆膜造成严重的内出血，并且常发生在诊刮手术时，应提高警惕。

不规则的少量阴道出血或接触性出血，往往是宫颈癌的症状。宫颈癌大出血多见于晚期，常常会发生致命性的大量流血。一旦发现这些情况，应及时就医进行诊治。

功能失调性子宫出血，这样来应对

子宫出血是一种常见的妇科类疾病，引起子宫出血的原因有很多种，功能失调、肿瘤、异常妊娠、炎症，以及全身性疾病都可能引起子宫出血。

女人的生殖系统功能，受下丘脑—垂体—卵巢轴的调节。它们之间通过相互协调，正负反馈作用等机制，才能发挥正常的生理功能。内、外因素的刺激，均能影响这些器官之间的相互调节作用。子宫内膜能够发生周期性的变化，主要是受卵巢激素的影响，卵巢功能受垂体控制，而垂体的功能又受下丘脑的调节，下丘脑又接受大脑皮质的支配。当调节生殖的神经内分泌机制失常引起子宫出血，而全身及内、外生殖器官无器质性病变存在，称为功能失调性子宫出血，简称功血。引起功能失调性子宫出血的机制非常复杂，它受先天发育及后天环境因素的影响而发生变异。机体内、外任何因素均通过大脑皮质和中枢神经系统影响下丘脑—垂体—卵巢轴的相互调节，导致子宫内膜正常周期性成熟、脱落、修复之生理过程障碍，致使月经失调。功能失调性子宫出血可以分为以下几种情况：

1.青春期功能性子宫出血。主要跟下丘脑周期中枢延迟成熟有关，表现为无排卵性子宫出血。

2.育龄期功能性子宫出血。主要是子宫对性激素或卵巢对垂体促性腺激素反应异常，造成黄体发育不全或萎缩不全，表现为有排卵性子宫出血。

3.更年期功能性子宫出血。主要与卵巢功能衰退有关，呈无排卵功血。

当女人遭遇功能失调性子宫出血时，应该采取什么样的治疗方法呢？以下我们来提供六种方法来供女性朋友参考：

1.用药物止血。药物止血是目前治疗功能失调性子宫出血的重要手段之一，包括一般止血药及激素类止血药。激素类止血药，根据患者的情况可以单独应用，也可以联合应用。如更年期功能失调性子宫出血，可用孕激素止血，可单独应用，也可联合雄激素，甚至加小量雌激素等一起应用。又如，青春期功能失调性子宫出

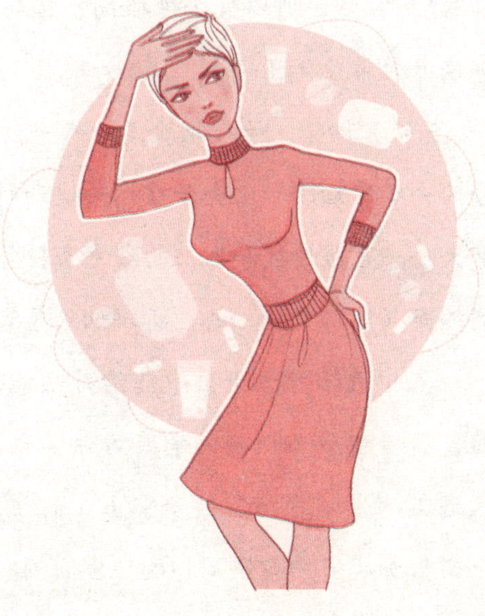

血治疗，一般在用雌激素止血后，逐渐减量至维持量，最后同时加用孕激素类药物，形成周期序贯治疗。但这种方法的不良反应比较大。

2.刮宫。除了青春期未婚女性之外，刮宫是治疗功能失调性子宫出血最常用的手段，其优势是既能取得子宫内膜化验检查，又能将宫腔内出血的功能层内膜整齐地刮除，但需要注意的是不能刮除基底层，以免丧失生育能力。这种治疗方式能达到诊断和止血的双重效果，有立竿见影的功效，缺点是会对子宫内膜造成严重的损伤。

3.子宫内膜电切术。这是19世纪80年代出现的宫腔镜技术。这种治疗是在宫腔镜的监护下，通过电刀或滚珠将子宫内膜全部切除，从而达到止血或闭经的目的。手术持续时间一般为1~2小时，治疗效果明显，适用于功能失调性子宫出血、子宫内膜息肉或黏膜下肌瘤引起的月经过多。

4.微波子宫内膜去除术。这是一种比较新型的改良子宫内膜去除技术，其原理是通过微波热效应，在宫腔达到一定温度后均匀消融子宫内膜全层，从而达到止血或闭经目的。治疗过程通过电脑自动温控系统监护，不仅免去了内膜电切术的宫腔镜手术，也没有内膜电刀切割的锐性操作，全部手术过程在3分钟左右，所以安全性极高，损伤性也较低，一般来说，手术后当天就能够恢复日常生活了。

5.子宫切除。子宫切除是治疗一切异常性子宫出血的最后一招。子宫切除分为全子宫切除和次全子宫切除这两种，应根据患者的年龄、身体状况以及子宫大小、盆腔情况和医院的技术条件等综合考虑。但是，由于子宫与卵巢的血供给是互为“交流”的，所以切除子宫后对卵巢的内分泌也有一定的影响。

6.中医治疗。中医中药治疗功能性子宫出血更安全、有效，而且疗程也短，是目前最为理想的治疗方法。创立于1910年固本安宫止血汤，是白氏中医近百年来治疗功能性子宫出血的祖传验方，后来在固本安宫止血汤的基础上辨证加减，一般服用12副可以止血，30副即可痊愈。

滥用保健品和化妆品极易招惹子宫肌瘤

当下，神奇的化妆品，似乎已经成了都市女性留住美丽，永葆青春的主要秘方。为了漂亮，女人常常会吃一些“纯天然”的保健品。殊不知，保健品也不是可以乱吃的。吃得不对，还可能会吃出子宫肌瘤。

目前，子宫肌瘤已经成为了妇科的第一大肿瘤，而且，发病率也是居高不下，从原来容易发生于30~55岁的育龄女性，提前到20~40岁的女性。从临床上来看，许多未婚女性也加入了子宫肌瘤患者的行列，专家认为，这跟我们生活水平的提高，以及乱用保健品和过度使用化妆品等因素都有着密切的联系。

子宫肌瘤属于激素依赖型的良性肿瘤，诱发这种疾病与高脂肪饮食、过重的体重，以及长期服用激素类药品、保健品和使用一些含有雌激素的化妆品等有着密切的关系。对于很多年轻女人来说，自身雌激素水平本来就比较高，如果还要摄入雌激素，这就好比是在给子宫肌瘤“施肥”，让肌瘤不断增大。

很多女人在使用化妆品或者服用保健品后一段时间内，都会出现皮肤光洁年轻、精力充沛的现象，以为是药效发挥作用了，其实这往往与产品中含有雌激素有关。

尤其是更年期女性，如果出现多汗、失眠等现象，服用一些保健品后症状会有明显改善。但值得我们注意的是，许多保健品或化妆品，往往会冠以纯天然成分或者无雌激素来吸引消费者们，抓住我们的恐激素心理，不标明雌激素的具体用量。女士们服用之后，会导致体内激素水平异常，年轻女性可能会发生子宫肌瘤、乳腺增生，更年期女性可能会发生子宫内膜癌、乳腺癌等疾病。

一般情况下，年轻女性本身雌激素水平就高，只要合理安排饮食、保证睡眠，根本不需要服用保健品。对于雌激素水平下降的更年期女性，即便补充雌激素，也要在医生的指导下，制订计划安全合理地服用雌激素，千万不要乱吃保健品。

女人在更年期的时候激素水平会下降，继而导致免疫力也下降，容易心烦气乱，因此，喜欢吃一些保健品。但是，如今市面上许多女人的保健品中都含有一定量的雌激素，而摄入过多的雌激素会导致子宫肌瘤，甚至诱发子宫癌。所以说，更年期女性可以通过中药、运动、饮食来调理，并非都要吃补品。如果个别情况体内雌激素水平下降得很严重，也要在医生的指导下服用一些药物，并定期随访。

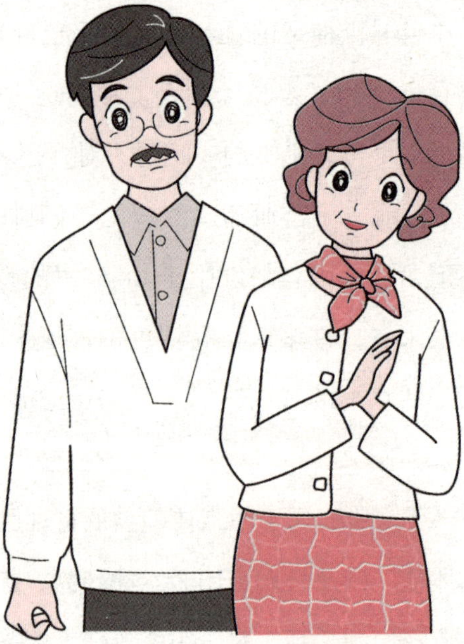

子宫肌瘤都有哪些表现？

子宫肌瘤是一种最常见的妇科类肿瘤，常见于30~50岁的妇女，以40~50岁最多见，一般来说20岁以下的女性很少会患子宫肌瘤。

子宫肌瘤是由子宫平滑肌组织增生而形成的良性肿瘤，其中含有少量的纤维结缔组织。根据相关研究表明，30岁以上的妇女约有两成会患有子宫肌瘤，但是大小不等，小的直径仅有几毫米，大的直径达几十厘米，单个或多个肌瘤会同时存在。但大多数由于症状不明显未引起妇女们注意。因此，育龄期的妇女应定期做妇科检查，做到尽早发现、尽早诊断、尽早治疗。

子宫肌瘤的确切发病原因至今尚无定论。但根据大量临床资料表明，子宫肌瘤好发于生育年龄的妇女，且生育年龄的妇女患了子宫肌瘤后，肌瘤可继续生长和发展，绝经后肌瘤则停止生长，甚至萎缩、消失。根据研究表明，子宫肌瘤的生长与发生，可能与女性激素有关：雌激素能够使子宫肌细胞增生肥大，肌层变厚，子宫增大。卵巢所分泌的雌激素、孕激素是通过相应的受体而发挥作用的。

作为女人，要怎样才能先知先觉地发现自己患上子宫肌瘤了呢？一般来说，子宫肌瘤患者有以下的临床表现：

1.月经异常。这种情况的发病率约占30%，常表现为月经量过多，经期延长，周期缩短和子宫不规则出血。部分患者只出现其中某一种症状，有的会同时出现两三种症状。个别患者还会表现为经量减少。

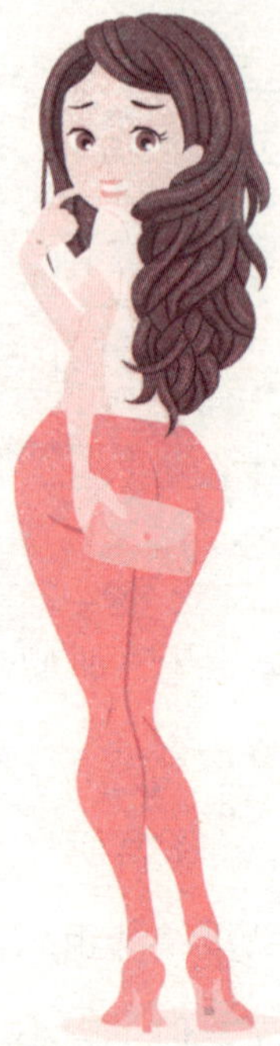

2.下腹疼痛。关于子宫肌瘤是否会引起下腹疼痛，这存在着不同的看法。有些人认为子宫肌瘤患者一般不会产生剧烈的疼痛，但也有1/4~1/3的患者表示有下腹疼痛的症状。根据相关统计表明，子宫肌瘤患者出现腹痛者约占40%，腰酸者占25%，痛经者占45%。有些患者也会表现为下腹胀坠或腰酸背痛。

3.出现尿频、尿急的现象。当子宫前壁肌瘤过大时，一般直径达到或超过10厘米时，会引起膀胱压迫症状，继而导致尿频、尿急。这是由于宫颈肌瘤向前长到相当大时，能够引起膀胱受压而出现耻骨上部不适，会导致尿频、尿潴留或者充溢性尿失禁。当巨型宫颈前唇肌瘤充满阴道、压迫尿道时，会出现排尿困难甚至闭尿的情况。

4.白带增多。根据相关医学资料表明，子宫肌瘤引发白带增多者约占41.9%。当然，白带增多并不是子宫肌瘤的特征性症状，很多妇科病都可能引起白带增多。子宫肌瘤所引起白带增多的原因，是宫颈血液回流障碍引起宫颈腺产生大量分泌物，或者是由于子宫肌瘤使宫体增大的同时，也会引起宫腔面积的增大，继而导致宫腔内分泌腺体的增多，引起白带增多。

5.不孕不育。子宫肌瘤患者中不孕症的发病率为25%~30%，比起通常女性不孕症的发病率整整高出了一倍。患者在排除其他原因后，可以做肌瘤摘除术，这能使妊娠率提高50%左右。子宫肌瘤引起不孕的原因包括：宫颈肌瘤、宫腔内带蒂的肌瘤压迫或阻塞子宫颈管，影响精子通过而导致不孕；发生于宫角部的肌瘤堵塞输卵管开口，或阔韧带肌瘤压迫输卵管；黏膜下肌瘤改变子宫内膜的血管分布和血供，使局部和对侧的内膜因机械性压迫，出现对性激素的反应异常而导致内膜萎缩变薄，或黏膜下子宫肌瘤伴有局部子宫内膜感染，或肌壁间肌瘤的内膜出现明显的增厚、水肿，均不适合受精卵的着床，引起不孕不育。

6.流产或者早产。子宫肌瘤患者自然流产的概率是正常女性的2~3倍。由此可见，子宫肌瘤是引起流产的原因之一。

子宫肌瘤，要怎么对付你?

中医学上认为，子宫肌瘤是因七情内伤、脏腑功能失调、气滞血瘀导致的。所以，患者除了接受药物治疗之外，在日常生活中也应注重自行调理。

在日常生活中，患者应注意调节情绪，防止大喜大悲，要尽量做到知足常乐，不要多思多虑，这样才能五脏调和，气行舒畅。气行则血和，气血和则百病不生。此外，子宫肌瘤患者还应该注意性生活不能过于频繁，以防肾气损伤导致病情加重。

根据研究表明，气功对子宫肌瘤也有一定的疗效。这是由于气功是一种动静结合、身心合一的特定锻炼法，它对人体的影响是整体性的。通过气功疗法，能调整体内各系统各器官的功能，还可以增进食欲，改善全身的状况，可以增强机体的免疫力和提高抗病能力，气功所具备的这些优点，均有利于子宫肌瘤患者的病情稳定和康复，有些效果甚至还是药物治疗所无法达到的。

气功治疗子宫肌瘤的主要益处有：练气功时气沉丹田，这样可以排除杂念，减少焦虑和恐惧心理，能调动战胜疾病的主观能动性。气功锻炼以意顺气，导引内气运行于经脉，促进经脉气血流通，起到疏通经络、调和气血的作用。气功锻炼能调节脏腑功能，使患者处于一种“松弛状态”，有助于疾病的康复。

一般情况下，子宫肌瘤的治疗应根据患者的年龄、症状、肌瘤的大小、数目、部位，以及是否要求保留生育能力等情况来做决定。治疗子宫肌瘤的方法有很多，不一定都需要手术治疗，应根据患者的具体情况和要求来决定。

如果肌瘤比较小，又无明显症状，尤其是对接近绝经年龄的患者来说，可以每3~6个月随访检查一次；如果肌瘤在2个月妊娠子宫大小以内，症状不明显或较轻，也接近绝经的年龄，以及全身情况不能耐受手术时，可给予药物对症治疗；如果肌瘤比较大，子宫大于孕3个月子宫大小，或症状明显时，都需要进行手术治疗，手术的方式应根据患者的具体情况而定。

如果子宫肌瘤比较大，而且呈多发性，临床症状也非常明显，通过药物治疗后效果不是很明显，患者年龄比较大，如果不需要保留生育功能，或怀疑肌瘤有恶化症状，则可以做子宫切除术。这种方式是治疗子宫肌瘤最常用的方法。卵巢的保留与否，要根据患者的年龄及巢卵的状况而定，如年龄在50岁以下，卵巢外观正常，可以考虑保留卵巢。

子宫切除术根据切除范围不同，又分为全子宫切除术及次全子宫切除术。次全子宫切除是保留宫颈只切除宫体的手术。由于保留了宫颈，它保持了盆底、阴道的完整性，防止阴道及盆腔脏器脱垂，有利于保持直肠、膀胱的正常功能，不会影响到今后的性生活，对内分泌的影响也比较小，所以也更易于患者所接受。

子宫肉瘤

子宫肉瘤是一种比较罕见的高度恶性肿瘤，肉瘤可见于子宫的各个部位，子宫肉瘤占子宫恶性肿瘤的2%~5%，易发年龄为50岁左右，但宫颈葡萄状肉瘤多见于幼女。因为子宫肉瘤没有明显的症状，所以诊断率极低，仅为30%~39%。

根据临床经验显示，子宫肉瘤常常会被误诊为子宫肌瘤。子宫肉瘤的早期临床症状大多数都没有特异性，阴道异常出血可能是最显著的特征，占60%~80%。绝经前患者多表现经期延长、月经量多、不规则子宫出血等；而绝经后患者多表现为绝经后阴道出血。其次为下腹生长迅速的包块、阴道排液、下腹隐痛、下腹压迫症状，及全身不适、消瘦等表现。

由于子宫肉瘤临床特征不明显，并缺乏特殊的肿瘤标记物，所以在早期诊断时会有一定困难，常常被误诊为是子宫肌瘤。

诊刮是诊断子宫肉瘤的最有效方法之一，根据文献报道，不同组织类型的子宫肉瘤患者的诊刮阳性率相差很大，这与病变多位于子宫肌层或肌瘤内，术前诊刮不易取到病变组织有关。因此，诊刮阴性者不能除外子宫肉瘤，尤其是子宫平滑肌瘤。所以说，绝经后子宫继续增大、异常阴道出血、伴有下腹胀痛的病例，很可能是患了子宫肉瘤，要尽可能术前进行诊刮。

子宫肉瘤只占所有子宫恶性肿瘤的极小一部分，大约占女性生殖道肿瘤的1%，子宫肉瘤较为少见，而且组织学类型多样，所以很难确定其治疗策略。

化疗和放疗的效果都不够理想，所以，手术是目前唯一公认的治疗方法。

在1966～1989年和1990～2001年间，在同一所医院治疗的72例子宫肉瘤患者被纳入研究范围当中，研究者比较这两个时期中患者病变的组织学类型、肿瘤的分期和治疗等情况。对患者盆腔病变的控制、局部或远处转移病灶等情况也进行了研究。

其结果显示，患者被诊断时的中位年龄为60.5岁。常见症状有生殖道出血、盆腔或腹部疼痛。34例患者为平滑肌肉瘤，25例为子宫恶性中胚叶混合瘤，12例为内膜间质肉瘤，1例为血管肉瘤，病理学类型在两个时期的患者间没有差异。

医学研究者认为，子宫肉瘤是一种预防后，不会轻易复发的疾病，因此，手术治疗依然是治疗原发性肿瘤以及转移肿瘤的最好的方法，患者可以没有任何顾虑地接受。

子宫内膜炎，一定要积极预防

子宫内膜炎就是指子宫内膜发炎。根据临床医学表明，子宫内膜炎可以分为急性、慢性和老年性这三种。急性子宫内膜炎大多数是由于产褥感染、流产、宫腔内手术、坏死的内膜息肉、黏膜下子宫肌瘤等引起的。除结核性子宫内膜炎外，如长期存在输卵管卵巢炎，宫内避孕器，分娩或流产后少量胎盘组织残留等，均可导致慢性子宫内膜炎。老年性子宫内膜炎是指老年妇女，由于雌激素水平低落，子宫内膜易受感染，可发生老年性子宫内膜炎。

子宫内膜炎的症状有轻度发热、下腹疼痛、白带增多等。白带有时为血性，如果系厌氧菌引起的，则分泌物恶臭。有的患者月经不规则。如果炎症较重，可蔓延至子宫肌层，而成为子宫肌炎。所以，患者在治疗子宫内膜炎时，要诊断清楚，防止以假乱真。

子宫内膜炎也是一种比较常见的妇科类疾病，女人一旦患上子宫内膜炎，则会给生活和工作带来诸多影响，也会给患者本人造成许多痛苦，所以，女性朋友应积极预防其发生。

首先，要加强孕期的保健。在妊娠期间要定期做检查，及时发现怀孕中的各种并发症，以便能及时治疗。妊娠期内要加强营养和维生素的摄入。怀孕期间要经常洗澡更衣。妊娠8个月后因子宫口渐渐松弛，所以不要洗盆浴，禁止性生活，以免引起感染。

其次，要推广新法接生。接生过程中要严格无菌操作，避免不必要的肛诊和阴道检查，处理好产程，不使产程过长，保证孕妇休息和营养。胎盘娩出后仔细检查，如有残留组织应及时清除，以减少产后出血。胎膜早破者应及时使用抗生素。

第三，要切忌私自堕胎。有些女人怀孕后为了不让他人知道，就随便找“医生”或自己家人进行私自堕胎，这是非常危险的。可能导致引产不成，反而感染或损伤脏器，并可导致败血症、破伤风甚至死亡。

第四，要注意经期的卫生，经期应避免性生活和盆浴。尽量不要在经期做妇科检查。

在饮食上，子宫内膜炎患者要以清淡的食物为主，多吃点富含纤维素的蔬菜和水果，如香蕉、甘薯、芹菜等。要禁食辛辣、油腻等刺激性食物，禁烟戒酒，多补充一些含有高热量、高蛋白的食物，可吃鸡肉、瘦肉、虾、牛奶、豆腐等；少吃脂肪和糖含量高的食物；还应少食盐。患者应增强身体体质。患者要从以下几个方面好好护理：

第一，要积极避孕，且不能纵欲乱性。不洁的性生活能使病原体由阴道进入子宫腔内，继而引起子宫内膜感染。据调查表明，堕胎3次以上，子宫患病及发生危害的可能性将显著增加。如果反复多次人工流产，则很容易造成宫腔感染、宫颈或宫腔粘连，还会导致不孕不育。现在，子宫内膜炎越来越多发于三四十岁的中年女性，特别是未育、性生活失调和性情抑郁的女性。虽然子宫内膜炎的具体发病原因尚不十分明确，但研究表明，激素分泌过于旺盛，是导致子宫内膜炎的最普遍原因。同时，未育、性生活失调和性情抑郁，还是造成内分泌紊乱、激素分泌过盛的重要原因。

第二，要勤换内裤，宜选择宽松的棉品质的内裤。

第三，产后要适当地运动运动，比如做俯卧撑或者膝胸卧位，防止子宫后倒，减少盆腔瘀血；产后如果不注意休息，经常下蹲劳动或干重活，会使腹压增加，子宫就会从正常位置沿着阴道向下移位。

第四，私处要进行日常护理，每天清洗外阴时，选用pH值为4的弱酸配方的女性护理液更适合。至于冲洗阴道，每周一次就差不多了，以避免造成菌群失调而引发细菌感染。

第五，要积极治疗卵巢功能失调，避免雌激素的继续刺激。

你是子宫内膜癌易发女性吗？

子宫内膜癌是一种恶性肿瘤，也是一种很常见的女性生殖系统肿瘤，其发病与生活方式密切相关。在我国，随着社会的发展和经济条件的改善，子宫内膜癌的发病率也逐年升高，目前，仅次于宫颈癌，居女性生殖系统恶性肿瘤的第二位。

虽然现代医学上对子宫内膜癌的病理，还没有一个确切的解释，但根据对病人及流行病学的资料统计、分析，专家得出，以下几种体质的女人最容易患有子宫内膜癌，女性朋友们可以对此参照一下，如果发现自己中招了，就必须重视起来，注意预防。

1.不孕不育的女人。子宫内膜癌的病发率会随着分娩次数的增多而下降。因长期不排卵所引起的不孕者与生过一胎的女人相比，较为容易患有子宫内膜癌。而且，患有多囊卵巢综合征的女人，也由于同样的原因比较容易患有子宫内膜癌。

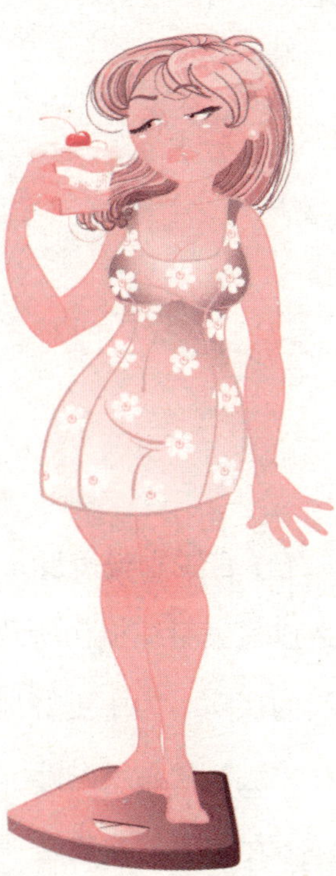

2.体型肥胖的女人。肥胖是内分泌不平衡的体现，机体大量的脂肪增加了雌激素的储存，脂肪还有利于雄激素异化，于是增加了血液中雌激素的含量，导致子宫内膜增生甚至癌变。

3.月经失调、初潮年龄早或延迟绝经的女人，也容易患有子宫内膜癌。在绝经前一段时间里，往往是处于无排卵状态，子宫内膜受到无孕激素对抗的单一雌激素长期刺激之后，会出现增生改变，从而导致病发。

4.糖尿病、高血压患者。有些患有糖尿病、高血压的女人，由于长期垂体异常，可致发生多囊卵巢综合征、子宫内膜非典型增生、体内雌激素水平过高，也是致癌原因之一。

5.因各种原因长期服用外源性雌激素的女人。单用外源性雌激素而无孕激素对抗者，可增加发生子宫内膜癌的危险性，并与用雌激素的剂量、时间长短有关，若加用孕激素对抗，可降低其危险性。

6.子宫出血久治不愈的女人。特别是出现绝经后的子宫出血的现象，很可能是患有子宫内膜癌，应尽快去医院做妇科检查，以便及早发现，及早进行治疗。

7.有家族病史的女性。由于遗传因素的影响，子宫内膜癌的病人常有家族史、近亲肿瘤病史，所以有子宫内膜癌家族史及近亲肿瘤史的人，其发病的危险性也是极高的。

损伤盆骨易导致子宫脱垂

子宫脱垂曾一度是农村妇女的最常见子宫疾病之一，大多数都是由分娩造成盆底组织损伤所致的。子宫脱垂是一种由于子宫支持结构发生损伤所引起的疾病。为了更好地让女性朋友了解子宫脱垂发生的原因、病理改变及治疗方法，就必须先得了解清楚盆腔脏器的支持结构。

女人的骨盆腔是一个弯曲的管道，骨盆的出口，并没有坚实的骨质结构承托盆腔内的脏器。骨盆腔内壁由肌肉、筋膜等软组织附着。盆腔脏器之所以能维持在正常的解剖位置上，与骨盆腔及盆腔脏器的形态、子宫附属的韧带、盆腔脏器的筋膜及盆底结构有密切关系。

导致子宫脱垂的原因比较复杂，但其主要还是与分娩有关。大约40%的子宫脱垂患者，是在第一次或第二次分娩后所发生的，这明显是分娩时盆底遭受损伤所致的。有的女人反复多次分娩，盆底组织反复遭受损伤，也就是说，生产次数越多，则子宫脱垂的发生率也就越高。

除了分娩的损伤之外，劳动的方式和强度也和子宫脱垂的发生有很大的关系。从事体力劳动较重的妇女，特别是肩挑和蹲位劳动，在劳动过程中有较长时间持续的腹压增高，在这种情况下，如果子宫支持结构已经遭受损伤，二者合并的后果，往往能引起子宫脱垂。有的妇女在分娩后，产道遭到严重损伤而且未能得到及时修补，再加上产后过早参加劳动，长此以往，即可能发生子宫脱垂。在机器旁工作的女工，如车工、钳工等劳动强度也相当沉重，但由于劳动时并不发生持续性腔压增加，因此引起子宫脱垂的也比较少见。

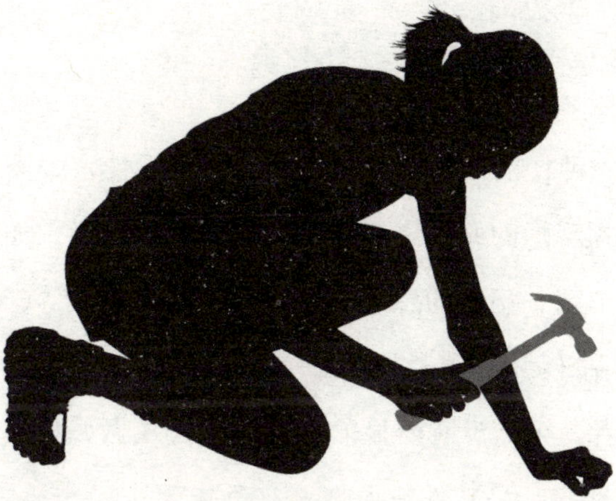

少数女人虽然从未分娩，但也可能发生子宫脱垂。主要的原因是盆底支持结构的功能存在缺陷。其中有属先天性的，如提肛肌本身及子宫的其他支持结构发育不健全，或妇女患有隐性脊柱裂等，都可能导致子宫脱垂。也有属于后天获得的，如在绝经期后或老年的妇女，肌肉萎缩，因而盆腔的支持功能减退，在这种情况下再加上其他因素，如劳动时长时期腹压增高，慢性咳嗽等，都可能会引起子宫脱垂。

子宫脱垂患者的症状通常都比较简单。患者在站立或者劳动的时候，有会阴部坠胀及腰骶部疼痛不适的感觉，因此常常不能久站，或不能进行持久地劳动。严重的子宫脱垂患者，在站立时或从事劳动时，会有块状物脱出在阴道口外，会阴部坠胀不适的感觉也会更加明显。由于宫颈及阴道壁脱出在二股之间，因此，常因行走或劳动时的摩擦而发生破溃，形成溃疡。此种溃疡往往较深而且范围也较大，经常有炎性渗出物，并伴有恶臭味。天气炎热时，更会让患者苦不堪言。

拿什么来拯救你，宫颈糜烂？

宫颈糜烂是一种特别常见的妇科类疾病，是慢性宫颈炎最常见的临床表现形式。引起宫颈糜烂的原因诸多，可以是机械性刺激，如性交，也可以是宫颈的损伤或是细菌、病毒的感染，还有化学药物刺激等，都可以造成宫颈糜烂。有少数未婚妇女有先天性宫颈糜烂。

宫颈糜烂轻者，可能没有明显的不适，只是在做妇科检查时才能发现。重者可以有白带增多，呈脓性或血性，有臭味，白带刺激外阴可引起外阴瘙痒。严重者有下腹坠胀痛，性交后加重，也可出现尿频等不适。妇科检查发现宫颈表面呈红色，原有的宫颈鳞状上皮脱落，被柱状上皮代替，糜烂面与周围正常的上皮有明显的界限，检查时很容易出血。根据炎症的发炎程度，宫颈糜烂可以分为3种类型：单纯型、颗粒型和乳突型。

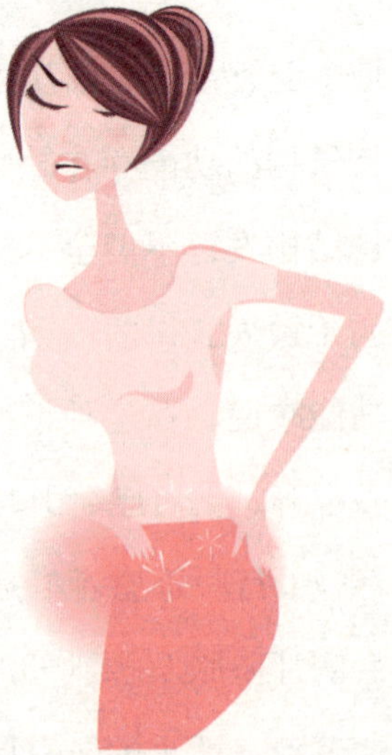

宫颈糜烂可以分为轻度、中度和重度。具体分度的方法如下。

轻度：指糜烂面积小于整个宫颈面积的1/3。

中度：指糜烂面积占整个宫颈面积的1/3～2/3。

重度：指糜烂面积占整个宫颈面积的2/3以上。

因为宫颈糜烂与宫颈癌的发病有一定的关系，所以检查时除观察糜烂面积的大小、类型、硬度以及宫颈的形态外，更重要的是做宫颈刮片，进行细胞学检查，以鉴别早期宫颈癌，必要时可在阴道镜检查下，取一点宫颈组织做病理检查，就更有助于两者的全面鉴别诊断了。

有些女人患了宫颈糜烂后，就特别害怕会转变为宫颈癌。当然，这种担忧不是毫无根据的，但也不必过于忐忑。由于子宫颈的解剖位置和生理功能的特点，很容易受到各种物理、化学、生物等因素的损伤，所以，宫颈糜烂的现象也比较多见。而宫颈癌的发生又与宫颈糜烂有较密切的关系，即原有宫颈糜烂者，其宫颈癌的发病率较高。有报道显示，北京地区有宫颈糜烂组的宫颈癌发病率，是无宫颈糜烂组的3倍。过去宫颈癌的发病率占妇科肿瘤的首位，但近年来，由于我国文化卫生水平的不断提高，对广大妇女开展了普查普治工作，提倡妇女五期保健，宫颈糜烂的发病率已明显降低，宫颈癌的发病率也明显下降。因此，防治宫颈糜烂，对减少宫颈癌的发生有着重要作用。

宫颈糜烂的治疗方法很多，可以根据糜烂的程度适当选择。主要有以下几种：

一、药物治疗：对于糜烂面小的、炎症浸润比较强的可采用以下药物治疗方法：

1.用10%～20%硝酸银，局部上药，每周1次，2～4次为一疗程。

2.高锰酸钾，月经后局部涂药，1~2个月后再重复用药1次。在采用上述药物时，要小心操作，防止周围阴道壁的烧伤，而且要注意用药时消毒，预防重复感染。

二、物理治疗：用于糜烂面积较大的、炎症浸润较深的宫颈糜烂。

1.电熨，用特质的电烫器，将糜烂面组织烧灼后，使之坏死脱落，而且要达到一定深度，这样治疗效果好。

2.冷冻疗法：用特制快速冷冻装置，使宫颈糜烂面病变组织冷冻、坏死、脱落。常用的冷冻剂是液氮，使冷冻器冷冻头的温度可降低到-196℃，放到宫颈的表面，使糜烂的组织冷冻、坏死、脱落，再生长出新的上皮组织。1次即可治愈。一般无不良反应，少数病人有轻微的头昏、下体疼痛等症状。

3.激光治疗：多用二氧化碳激光治疗仪，用特制的激光治疗头照射宫颈糜烂组织，使糜烂组织碳化、结痂、脱落，再生长出新的鳞状上皮。一般1次即可治愈。

4.KS仪治疗：是采用特殊波段光热的治疗，无痛苦，效果好。在用这种方法治疗的过程中，应注意外阴清洁，禁止性生活、阴道清理灌洗及坐浴，还应定期复查，观察糜烂面愈合情况。

三、手术治疗：对药物和物理治疗无效、宫颈糜烂较深或面积较大、宫颈肥大或疑有癌变者，可考虑宫颈锥形切除或全子宫切除术。

勇敢面对宫颈癌，切忌谈“癌”色变

几乎所有人都会谈“癌”色变，作为一个女人，不管平时是多么优雅从容，一旦被“宣判”患癌，都会黯然失色。子宫最容易发生癌变的地方就是子宫颈，但是，早期的宫颈癌并无明显征兆，只有在做宫颈刮片时才能发现癌细胞，才可以确诊为宫颈癌。

一般情况下，宫颈癌的常见症状有以下几种：

1.白带增多。一般情况下，早期检查为黏液性白带，随着病情的不断恶化，癌组织会坏死脱落或感染，于是，白带会变成混浊状、米汤样或脓性、血性的，通常还会伴有特殊性恶臭味。

2.不规则出血。这种不规则出血现象，常常表现在性交之后，出血的多少与宫颈癌病程的早晚、肿瘤的病理类型都有关系。晚期宫颈癌由于癌组织侵蚀血管，可引起血管破裂大出血，严重的患者还会危及到生命。

3.疼痛。这种现象多见于晚期的宫颈癌患者。由于肿瘤邻近或侵蚀神经、血管或淋巴管，可导致下腹、腰骶、大腿等部位的疼痛。此外，当宫颈癌晚期时，患者周围的组织器官将受到肿瘤的侵蚀或转移，可出现各种症状，如尿频、尿急、血尿、无尿，严重的患者还会出现尿毒症，也可发生排便困难、肠梗阻等情况。

当女人一旦出现上述明显的症状后，就可能不是早期的宫颈癌了。所以，在症状出现之前，最好能早点诊断出来，这样才能达到最理想的治疗效果。女人一旦诊断出患了宫颈癌，也不要慌乱，而应该从容不迫地去接受治疗。

治疗宫颈癌的方法最常用的两种是放射治疗和手术治疗法。此外，还有化学药物治疗、中药治疗和热疗等方法。放射治疗是目前治疗宫颈癌最有效的方法之一，宫颈癌对放射线敏感，并且无论是早期还是晚期，都会有良好的疗效。其中，放射治疗又包括腔内照射和外照射这两种。腔内照射主要是用放射性物质^{60}钴和^{137}铯。照射部位主要是宫颈、子宫体、阴道及宫旁组织。外照射主要是用远距离γ射线治疗机、电子加速器、直线加速器等。照射部位主要是宫旁、盆腔组织和盆腔淋巴结等。

手术治疗是早期宫颈癌的治疗方法，手术方法和切除的范围，应根据病情轻重决定。而化学药物、中药等治疗方法，则多用于晚期的宫颈癌患者。

虽然放射治疗是治疗宫颈癌最有效的方法之一。但也会出现这样或那样的不良反应和并发症。因此，在治疗期间和治疗后应注意以下几个方面：

首先，要预防感染，其做法是在放疗期间做阴道灌洗，有条件的患者可以去医院或门诊部进行灌洗，也可自用简便灌洗器灌洗。在治疗结束后也应该继续进行，一旦发生感染则要加用抗生素。宫颈粘连、宫腔积脓也是放疗的并发症之一，所以，在放疗后仍然要坚持阴道灌洗。此外，经常性坐浴对防止阴道粘连也有一定的益处。

其次，在放疗期间或放疗后还可能出现腹痛、腹泻、便血、尿频、尿痛等放疗反应或骨髓抑制。所以，在治疗期间或者治疗后应禁食辛辣刺激性食物，要多多补充营养，多吃蔬菜、水果和富含高蛋白、高维生素的食物，这也是减轻放疗反应的重要方式。

此外，在放疗期间或放疗后短期内，放疗局部的皮肤不能用碘酒，不能热敷，不能贴胶布，以免刺激皮肤。最后，治疗后还要定期随诊。

要点小“手段”，莫让子宫频频触礁

子宫，是孕育宝宝的宫殿。但这个宫殿并不是安全得万无一失，也有不少的“暗礁”频频来袭，它们常常威胁着女人子宫的和谐与健康，如宫寒、宫颈炎、宫颈糜烂、子宫内膜炎、子宫内膜异位、子宫肥大、子宫肌瘤、子宫发育异常、子宫内膜结核、子宫出血，等等。

作为一个聪明的女人，为了呵护自己的健康，不仅要学会八面玲珑，在必要时还应要点小“手段”，才能让自己不再触礁。作为女人孕育生命的重要器官，子宫对于女人来说，可能比自己的脸蛋还重要。如果忽略了子宫中的暗礁，则很有可能落得中年无子的下场。那么，女人该如何要点小“手段”来保护自己的子宫呢？要如何才能让自己拥有健康的子宫，做个“真正”的女人呢？

1.每天吃一顿谷类早餐。根据一项新近的调查显示，患宫颈疾病的女性中，超过30%的叶酸摄入量和维生素C吸收能力明显低于那些正常的女性。营养专家也称，谷类早餐中含丰富叶酸和胡萝卜素，能够预防宫颈疾病，而且谷类早餐，还能促进人体对维生素的吸收。

2.多吃深海鱼，呵护子宫。有人说，吃鱼的女人美到老。确实，这话不无道理。研究表明，秋刀鱼、金枪鱼等深海鱼中含有大量Ω-3脂肪酸，能有效

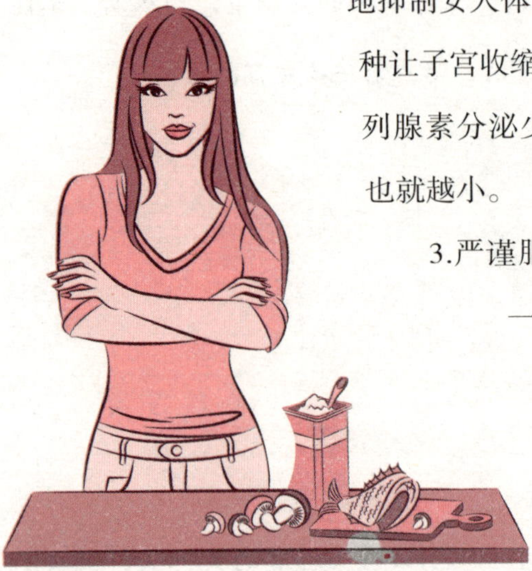

地抑制女人体内前列腺素的分泌。而前列腺素是一种让子宫收缩、肌肉痉挛的脂肪酸，如果女人的前列腺素分泌少，那么她患子宫内膜异位症的危险也就越小。

3.严谨服用安眠药。根据相关医学专家称，一成以上安眠药中都含有影响激素水平的成分，会导致女人体内雌性激素的不稳定，这也是子宫受损的主要原因之一。所以，女人如果有夜不能寐的困扰，则应找催眠师试试催眠疗法，而不能随意服用安眠药。

4.每天早上都喝一杯热柠檬水，可以提高子宫的免疫力。柠檬有强碱性，还含有大量维生素C，可以有效增强女人子宫的免疫力。专家称，早上人体对柠檬酸的吸收力最好，因此每天早上喝一杯热柠檬水，可以提高子宫免疫力。但值得注意的是，一定要喝“热”的哟!

5.每周游泳两个小时，可提升宫缩力。游泳不仅可以减肥，而且对子宫也有好处。根据运动医学专家称，游泳是锻炼子宫最有效的运动方式之一。只要保证每周能游泳两小时，就能提高子宫的收缩力一成以上。宫缩力增强不仅可以减轻痛经、减缓经期前后腰酸背痛，还能让女人日后可以轻松分娩。

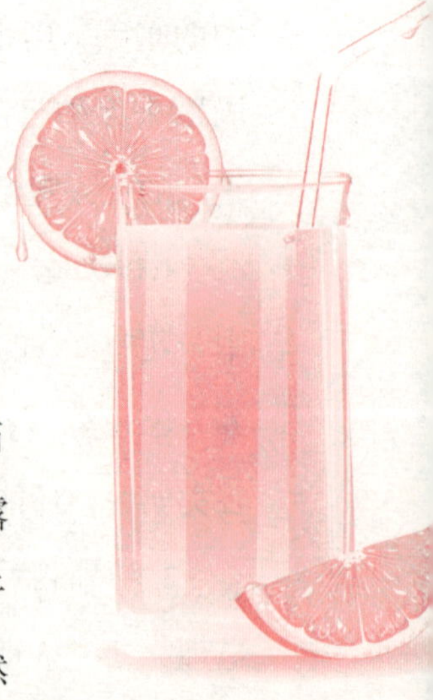

6.常做子宫体操，缓解一下痛经。医学专家称，40%的痛经现象，是子宫内膜发育不成熟所导致的。女性医学专家露西·德鲁发明了一套“子宫体操”，经反复试验证实，这套子宫体操可以锻炼宫缩力、催熟子宫。具体做法是：将双膝自然分开，舒适地跪在床上，挺直腰部，向前弯腰让胸部和面部尽量接近床面，保持5分钟。接着，平躺在床上，做收腹提臀运动，在空中尽量保持长时间，静静地会感觉子宫随身体一起收缩。每周做上3次，连续做2个月，就可以缓解痛经的症状了。

7.当心激素来惹祸，远离美容院。一个女人，如果你还不到35岁，月经正常、皮肤光滑，就不要频繁地往美容院跑了。根据世界卫生组织调查发现，很多美容院为了追求“速白”的效果，在自制的所谓“天然”面膜等产品中加入大量雌激素，这会使子宫壁韧性降低、变得薄弱。如果你一定要去美容院，就自己带保养品去吧，这样就不用顾虑这些产品中的激素超标了。

8.远离香烟，排清子宫毒素。根据英国医学研究显示，香烟中的致癌物质似乎有特殊“偏好”，最喜欢选择性地集中在宫颈黏液中。所以，长期吸烟，会让子宫受难危险增高15倍以上。被动地吸烟，也会带来类似的后果。因此，为了让子宫健康，务必要远离香烟。

第三章

小习惯关乎子宫的“大健康”

女人，你睡觉的习惯对了吗？

睡觉，看上去是一件很简单的事，却蕴藏着不少的学问，对于女人来说，更是如此。长期不良的睡姿，不光会让身体变样走形，还有可能会对子宫造成损害。

一般来说，睡眠姿势不外乎仰卧、俯卧和侧卧这三种。专家表示，睡眠养生强调：人们在睡觉时不要长期太过于固定某一种姿势。

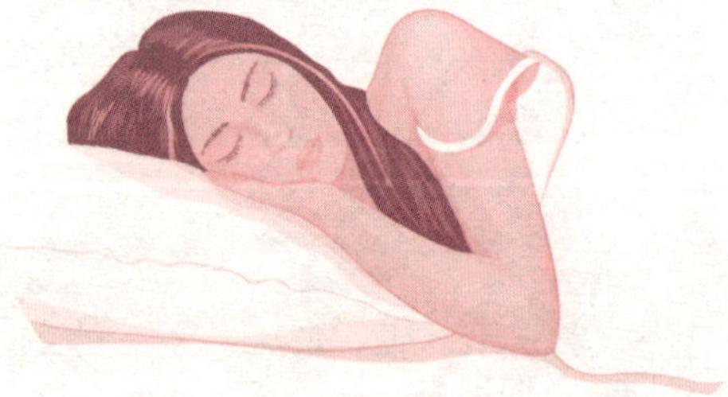

俯卧是最不利于养生的一种姿势，容易让胸部受压，对发育中的少女来说，这种姿势还会影响胸廓和乳房的发育，所以要尽量避免。此外，长期仰卧也是不行的，这样会对女人的子宫造成不利影响。因为在女性生殖系统的正常解剖中，子宫的位置是前倾前屈，而仰卧则容易导致后位子宫。女人在仰卧时，子宫的纵轴与床面大约呈45°角，加上膀胱内尿液的重量，会向后压迫子宫使固定子宫的韧带受损，从而造成后位子宫。后位子宫容易导致痛经、月经量多等问题，严重的甚至会导致不孕。另外，孕妇如果长期采取仰卧睡姿，可因子宫重量增加而压迫下腔静脉，影响下腔静脉血的回流。

那么，对于女性来说，怎样的睡姿才是合理的睡姿呢？

合理的睡眠姿势，就是最趋于自然的侧卧。右侧卧既不会压迫心脏，也不会影响胃肠的蠕动，要优于左侧卧。专家称，女人在每晚的睡眠中，应该变换几种睡姿。因为即使是右侧卧，如果长期保持姿势不变，也会对肩关节造成不利的影响。

除了睡姿之外，睡眠质量的好坏，也会对子宫的正常作息带来影响。睡眠质量好不好，与人的睡眠习惯有着很大的关系。为了保护好子宫，女人必须要养成良好的睡眠习惯，需要做到以下几点：

1.在睡觉前，一定要把妆卸了。如果带着残妆睡觉，就会让皮肤的毛孔堵塞，会造成汗液分泌障碍，妨碍细胞的呼吸，继而影响到睡眠的质量。

2.在睡觉前，要把胸罩脱下来。胸罩对乳房是起保护作用的，但晚上戴胸罩入睡则会招致疾病，特别是诱发乳腺癌。根据研究表明，每天戴胸罩超过12小时的女性，患乳腺癌的危险，比短时间戴乳罩或不戴乳罩者高20倍以上。对此，专家的解释是，这是乳房长久受压，淋巴回流受阻，有害物滞留乳房的结果，应该引起女性们的高度重视。

3.要禁止戴着饰物睡觉。有些女人在睡觉时没有摘卸饰物的习惯，其实这是很危险的。其一，一些饰品是金属的，长期对皮肤磨损，不知不觉中会引起中毒反应；其二，一些有夜光作用的饰品会产生放射性辐射，量虽微小，但长时间的积累可导致不良的后果；其三，戴饰物入眠不利于新陈代谢，这也是戴饰品的局部皮肤容易老化的原因。

4.禁止蒙头大睡。有些女人喜欢蒙着头大睡，尤其是在冬季。蒙头睡觉时，由于空气不流通，被窝里的氧气不充足，体内各器官得不到应有的氧气供应，醒来后会感到头晕、胸闷、乏力、精神差。蒙头睡觉还可能诱发多梦，而且常常是一些噩梦，使人从梦中惊醒。

经常熬夜，当心子宫肌瘤

随着社会的发展，人们的夜生活越来越丰富，很多女性朋友在不知不觉中变成了不折不扣的“夜猫子”。殊不知，熬夜正在潜移默化地透支着女性的健康。

众所周知，夜间是休息的时间，昼夜变化所建立起来的生物钟，不仅让人体的兴奋状态与抑制状态交替，而且还与人体的健康息息相关。熬夜不仅会给女性的精神状态和美丽容颜带来影响，还会影响女性整个身体的健康。

医学研究发现，女性经常熬夜，会使机体生命节律发生改变，使神经内分泌系统功能失调，使孕激素和雌激素紊乱，可能会导致月经量减少、月经周期推迟，进而影响正常的排卵周期，还可能导致子宫病变，甚至造成不孕不育。

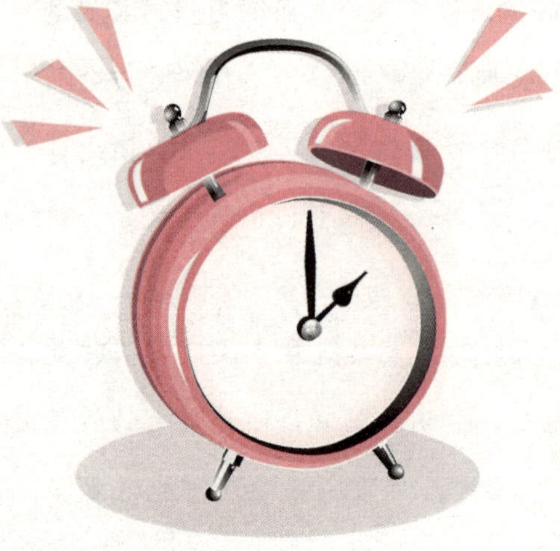

21岁的小琪在一家外企工作，由于工作繁忙，她经常加班加点，有时一熬就是一整夜。虽然经常熬夜加班，但小琪并不介意，因为她以前玩游戏也经常玩到深夜。对于熬夜，小琪并没当回事。

可是，在上班半年之后，小琪便

出现了晚上尿频的状况。刚开始时并不频繁，她也没有想到跟熬夜有关。但是到了后来，她夜间尿频变得很严重，白天还会出现便秘的情况。这渐渐让她感觉到不太对劲了。

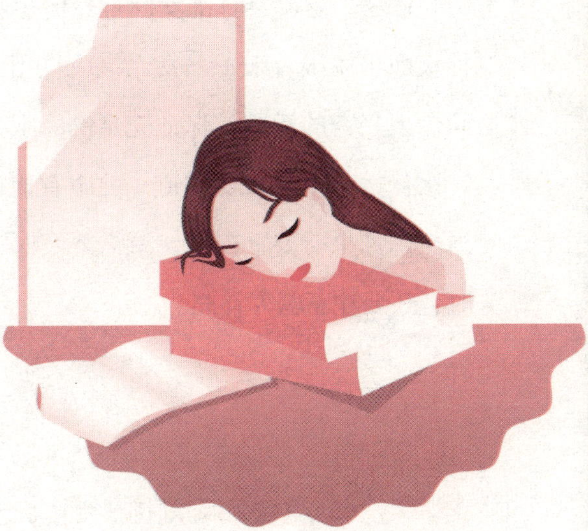

为了减少上厕所的次数，小琪想了很多办法，但结果却让她的病情不断加重。晚上休息不好，严重影响了小琪的正常生活。特别是第二天早上起床时，她总是感觉晕晕乎乎的，身体很沉重，做起事来也没什么精神。

随着时间的推移，小琪的身体还出现了月经周期缩短的问题。她原来的月经周期相对稳定，一般在28天至30天，但现在变成了15天至20天。忐忑不安的小琪终于按捺不住，跑到医院做了一次全面体检。

检查结果出来了，小琪吓坏了。她的子宫内竟然长了一个直径5厘米大小的肿瘤。医生告诉她，她患上了子宫肌瘤。幸亏这是一种良性肿瘤，而且由于发现较早，及时摘除后对以后生活并不会产生太大影响。

医生告诉小琪，长期熬夜是她患上子宫肌瘤的重要原因，而且未婚女孩发病率是已婚女子的数倍。医生还表示，小琪在面对病情时不恰当的处理方式导致她的病情加重，使得子宫肌瘤压迫膀胱，病情如果再度恶化的话，就可能导致不孕不育。

医学研究表明，与作息规律正常的女性相比，作息不规律的女性更容易患妇科肿瘤疾病，且概率要大50%。如果不能及时改正不良的生活习惯及作息习惯的话，则很可能引起生殖器官的器质性病变，更严重的还会导致像子宫肌瘤、卵巢肿瘤等妇科肿瘤疾病。

总之，熬夜会打乱女性自然的生物钟，减弱女性身体的抵抗力，于是各种疾病也就跟着来了。女人，应该呵护好自己，尽量不要熬夜，不要参加夜间令人兴奋的活动，保证充足的睡眠，最重要的是要保证良好的睡眠质量，这比什么都重要。要知道，健康有规律的作息习惯对女性的健康大有益处。当然，如果需要上夜班，就需要及时进行调节，下班后要及时补充睡眠；同时，还要注意营养补充。

不经意的坏习惯，让子宫备受煎熬

精致的女人往往活得更健康，因为她们有着精致而讲究的生活习惯，知道什么该做、什么不该做。女性朋友们要想经营出健康的子宫来，就必须得改正生活中的那些不良习惯。

首先，不宜用生水来清洗外阴。所谓的生水，就是指那些未经煮沸的冷水。生水中含有很多病菌。如果用生水洗外阴，水中的病菌就可能黏附在外阴、大小阴唇甚至进入阴道破损处，并在那里生长繁殖而导致子宫病变。

其次，不能太依赖咖啡。咖啡中含有极高的咖啡因，可以让人精神振奋，但根据最新的研究发现，咖啡因对提升工作效率不见得有效，即使有用，也仅能维持比较短的时间。此外，咖啡因虽然能提神，但相对地也会消耗体内的B族维生素，缺乏B族维生素的人本来就比较容易累，这样可能形成恶性循环，严重的还会引起内分泌失调，导致月经不调。

最重要的是有些女人不习惯做经期保健，而是任由着那些不良的小习惯来损害自己的健康，这其实是对自己极为不负责任的一种行为。在经期，女人必须改掉以下几种生活习惯：

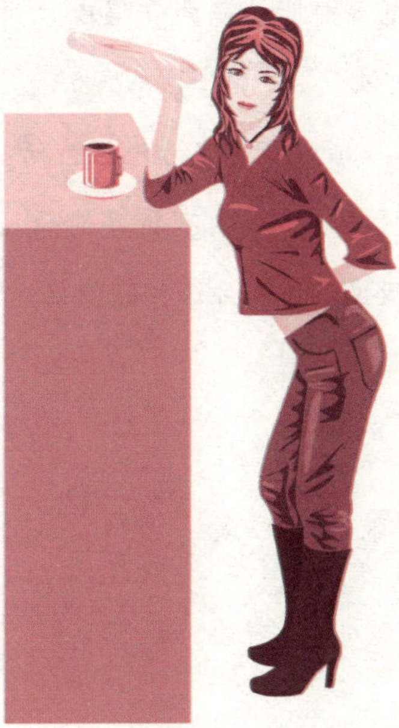

1.在经期穿紧身裤。如果女人在月经来临期间穿着裆小、臀围小的紧身裤，就会使局部毛细血管受压，从而影响到血液循环，还会增加会阴的摩擦，易造成会阴充血水肿，甚至还会引发泌尿生殖系统感染等疾病。

2.在经期不注意保暖。经期应当注意保暖，以免着凉，不宜淋雨、涉水或游泳，不要坐在湿润、阴凉之处，以及空调、电扇的风道口。更不要用冷水洗澡、洗脚，以免引起月经失调。

3.在经期不宜坐浴。有些女人在平时喜欢坐浴，但在月经期间，由于子宫颈口微开，坐浴或盆浴易使污染的水进入子宫腔内，从而导致生殖器官发炎。

4.在经期不宜饮浓茶。在经期应适当多喝点白开水，不宜饮浓茶。由于浓茶中含有较高的咖啡因，能够刺激到神经与心血管，易导致痛经、经期延长或子宫出血。同时，茶中的鞣酸会在肠道中与食物里的铁结合，发生沉淀的现象，继而影响到铁质的吸收、引起贫血。此外，经期最好是不要喝酒、吸烟及吃刺激性强的食物。

5.在经期不宜K歌。女人在经期呼吸道黏膜容易充血，声带也会充血，甚至肿胀。高声歌唱或大声说话都会导致声带疲惫，所以，女人在经期不宜K歌。

6.在经期不宜过性生活。经期应禁止性生活，由于月经期间，子宫内膜剥脱，子宫腔内有新鲜创面，假如有性生活，就可能把细菌带入，引起子宫内膜炎症，而且还可能使经血量增多或经期延长。

女人，请放下你的“二郎腿”

跷二郎腿在日常生活中是一种常见的习惯，也是一种不知不觉的习惯。大家都觉得这种姿势比较舒服，所以，不管在哪种场合下，只要一坐着，就会把腿翘起来。其实，这是一种不健康的生活习惯。

有些女人认为，跷“二郎腿”会显得更加有气质。但是健康专家却认为，女性跷“二郎腿”会导致一些疾病的发生，因此，女人们在日常生活中应该多加注意。

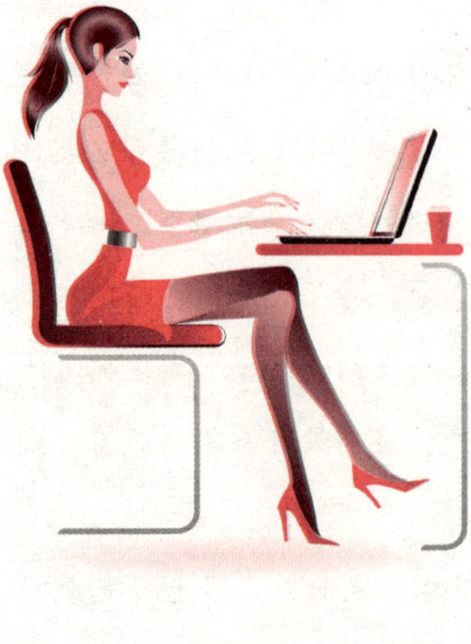

经常跷“二郎腿”会给女人的子宫带来伤害，也许很多人会认为，跷二郎腿与健康有什么关系呢？我们在不经意间跷起了“二郎腿”只是为了使双腿舒适自在，这样在一定程度上还显得更加优雅、性感，又何乐而不为呢？但事实并非如此，据了解，对于长久坐着上班的女性来说，下背痛是较常见的一种疾病，患下背痛的女性，多数人腰椎过于前凸或后弯，而造成这一现象的主要原因就是经常跷“二郎腿”。因为人在跷“二郎腿”的时候，自然而然也就会弯腰驼背，而造成腰椎与胸椎压力分布不均，长此以往，势必压迫脊椎神经，引起下背痛。

此外，跷“二郎腿”还极容易妨碍腿部的血液循环，从而造成腿部静脉曲张。静脉曲张是一种因静脉长期处于扩张状态而导致的慢性病，腿部最为多见，严重者常出现腿部静脉回流不畅、青筋暴突、溃疡、静脉炎、出血和其他疾病。而身体上一旦出现这种问题，又会直接或者间接地影响到子宫的正常运作。

当然，要想分析跷“二郎腿”，究竟会给我们带来怎样的健康危害，还得先从了解人在跷“二郎腿”时，究竟会发生什么样的生理变化开始。首先，当一条腿搭上另一条腿时，负重腿部（特别是膝关节部位）所受的压力增大了，同时，上面那条腿背侧所受压力也显著增大。这会导致关节结构、神经、血管、淋巴管的压迫。其次，当两条腿交叉在一起，并且肌肉处于持续收缩状态时，腿部、会阴部位的散热减少产热增多，导致局部温度上升。

虽然到现在为止，还没有跷“二郎腿”与妇科病发病率相关的文献报道。但跷“二郎腿”会增加外阴部的温度，继而促进细菌繁殖，从而增加患妇科病的风险。妇科病有很多种，从感染、月经异常、子宫内膜异位、内分泌疾病、女性盆底松弛膨出，到子宫肿瘤，等等，是否跷“二郎腿”会促进这些疾病的发生，尚不可知，但无疑是增加了患妇科类疾病的风险。

根据相关调查发现，在35岁以上喜欢跷“二郎腿”的美国妇女中，有一半以上患有不同程度的静脉曲张症，另一半人也常感到腿部有种种不适。而究其原因就是因为这些女人喜欢跷“二郎腿”。跷“二郎腿”会使腰椎承受的压力不均匀，而局部肌肉处于紧张状态，而造成腰肌劳损或椎间盘老化，进而引起腰痛。

此外，长时间双腿互相挤压，不仅会造成下肢静脉曲张等病，还会因压迫而使下肢神经有麻痹之感。血压也会因此而上升，尤其对于高血压患者更不容忽视。所以，工作一段时间后，女人应该尽量起身活动活动腰部和腿部，不要因为长时间采用一种姿势而损伤了身体。

总之，跷“二郎腿”并不是一种科学健康的生活习惯，女人要保护好自己，就要放下你的“二郎腿”。

警告！以下是几种致癌习惯

在日常生活当中，很多不良的生活习惯，会让女人的身体遭受细菌的侵扰，从而造成感染，进而生成各种妇科类疾病，甚至导致宫颈癌的病发。

首先，女人不能长期使用护垫。很多人都认为，使用护垫可避免阴部和内裤的直接接触，这样有助于保持阴部环境的清洁。但这是一种极大的误解，因为长期使用护垫，会使阴部透气不良而导致感染。所以，女人只能在月经将净或月经将至的短期内使用护垫。

另外，长时间久坐不动也会使妇女会阴部透气不良，导致血液循环受阻，因此也比较容易发生感染。现在，很多女性在感到阴部不舒服的时候，通常会到药店去购买阴道洗液回来用。其实，频繁使用阴道洗液，也会对阴道内环境造成极大的破坏，反而会导致阴道炎的加重。总之，这些不良的生活习惯都是导致子宫癌变的元凶。

很多人都因癌症被夺去了生命，也有很多女人因宫颈癌而失去了做母亲的机会。其实，在很大程度上，导致人们患癌症的原因，就是那些不良的生活习惯。在日常生活中，女性朋友都应做好防癌准备，至少就要考虑到以下三个方面：

1.要注意家里卫生间的塑料纸篓。专家称：厕所里放纸篓会大大增加细菌繁殖的速度，甚至可以让卫生间变成一个病毒繁殖场和传染源。所以，在卫生间使用的一般纸质物品，可以直接扔进抽水马桶随水冲掉。那些难以冲掉的卫生用品，则可自备方便袋，将其带出厕所扔进垃圾桶，这样能够让卫生间既整洁又减少污染。所以，家里的卫生间完全没必要放纸篓。

2.要少进行泡泡浴。时下，很多年轻人都不喜欢抹香皂洗淋浴，而喜欢躺在浴缸中洗泡泡浴。但这同样也是一种不科学的生活习惯，香皂中的物质多数取自天然物，但是泡泡浴中所使用的泡沫剂则不然，它很香，但这香味剂可能会导致皮肤发炎。如果长时间躺在浴缸中令身体接触泡沫剂，里边所含的有害化学成分“泡沫稳定剂”还会渗透到皮肤中、呼吸到肺里去。

3.洗发水也是致癌物质。无论是便宜的还是贵的洗发水，都无一例外地是清洁剂和其他成分的混合物。跟泡泡浴中使用的泡沫剂是一个道理，洗发水一旦被长期打开储存的话，其中的甲醛就会与洗发水中使用的乳化成分一起产生化学反应，形成致癌物质。洗发水是我们无法避免的一种日用品，所以，它带来的健康问题是特别值得关注的。我们在购买洗发水的时候一定要仔细阅读其标签中标明的清洁剂成分的含量，选择含量最少的一种，也不要频繁地洗头，让头皮暴露于清洁剂之下。

以上内容讲述的都是容易导致女人患子宫癌的不良生活习惯，可以让我们能更好地了解癌症，癌症多是来源于日常生活，只要女人养成良好的日常生活习惯，远离不健康的生活习惯，就可以轻松避免癌症了。

做个阳光女性，晒出好身板

防晒，是所有爱美女性必做的功课。女人确实有必要做好防晒工作，不能老是把自己当成烤箱里的面包，晒得一塌糊涂，这也是美容养颜之大忌。但是，适当地晒晒太阳，却对身体有利。女人们在清晨或者傍晚的时候，可以在户外散散步，让自己晒上十来分钟的太阳，这样不但活动了筋骨，还帮助身体制造出了维生素D。

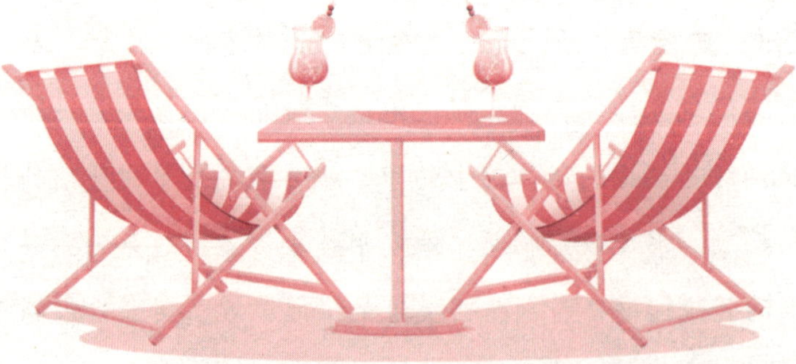

晒太阳能够帮助女人获得维生素D，这也是人体维生素D的主要来源。人体皮肤中所含的维生素D_3源通过获取阳光中的紫外线来制造、转换成维生素D，它可以帮助人体摄取和吸收钙、磷。此外，晒太阳还能够增强人体的免疫功能、增加吞噬细胞活力。

阳光中的紫外线有很强的杀菌能力，一般细菌和某些病毒在阳光下晒半小时或数小时，就会被杀死。阳光在调解人体生命节律，以及心理方面也有一定的作用。晒太阳能够促进人体的血液循环、增强人体新陈代谢的能力、调节中枢神经，从而使人体感到舒展而舒适。阳光中的紫外线，还可以刺激骨髓制造红血球，提高造血功能，从而防止贫血。所以，女人们除了朝九晚五上班之外，也不能老是宅在家里发霉，而应该多来几场阳光浴。

根据美国国立卫生研究院的一项研究结果表明，维生素D能有效地减少良性子宫肌瘤的大小。子宫肌瘤是育龄妇女中一种最常见的非癌性肿瘤。肌瘤主要生长在子宫壁内以及周围。大约有30%的育龄女性有子宫肌瘤的相关症状，如腰痛、严重的阴道出血或月经周期疼痛等现象。子宫肌瘤还可能会导致不孕、流产或早产等怀孕并发症。根据统计表明：每年约有20万美国妇女因子宫肌瘤而需要接受手术治疗。此外，缺乏维生素D的非洲裔妇女罹患肌瘤的概率是白人妇女的10倍。

由此可见，维生素D能抑制体子宫肌瘤细胞生长。于是，治疗子宫肌瘤，出现了一种非手术治疗，而且不影响生育的新办法——那就是摄取足够的维生素D。

维生素D不一定得靠花大价钱去买，也不是一定得吃进肚子里才有效，我们可以找个时间去晒晒太阳，十几分钟就可以让身体自行制造出维生素D来，可真是经济又实惠，而且也很安全。

但是，晒太阳也是有讲究的，如果让皮肤长时间暴露在太阳底下，反而会损害了皮肤组织，对健康也是极为不利的。所以，在盛夏时节不宜晒太阳，即使是冬季，晒太阳也不是越久越好，而应选择上午10时前、下午3时后的“黄金时段”，每天坚持晒30~60分钟为宜。而那些年老体弱的人，最好应选择在日出后的半小时内晒晒太阳。作为晒太阳的开始时间，这时空气湿润而又清新，阳光温暖而又柔和，真是补充阳光的大好时间，女性朋友们可千万不要错过了。

按摩，既能排湿热，又可养子宫

经临床医学诊断，湿热是导致子宫出血的一个重要原因，湿热还会使子宫发生炎症和诱发子宫肌瘤。对女人来说，如果能排湿气，不仅能呵护子宫健康，还能养颜美肤。

女人们要想不让湿热过重影响到自己的健康，就要养成常按摩阴陵泉、三阴交和水分这三个穴位的良好习惯。下面，让我们一起来了解一下是如何操作的。

首先，按摩阴陵泉。这是健脾利湿的最佳穴位，阴陵泉是脾经的合穴，刺激它可以起到健脾除湿的作用。它在膝盖下方，沿着小腿内侧骨往上捋，向内转弯时的凹陷，就是阴陵泉所在，女人最好要坚持每天用手指按揉，时间可以自行安排，只要自己一有空闲，就可以来按摩按摩，但要保证一天累计按揉10分钟以上。如果在按摩时感觉到了明显的疼痛，再坚持按揉下去，就会发现疼痛将逐渐减轻，这就意味着你的脾湿正在逐渐好转。

还有一种比按摩更好的办法，那就是艾灸。我们可以打个比较通俗的比方，如果我们的衣服湿了，用火烤干会更快捷。所以，祛脾湿用艾灸的效果会更好。如果坚持每天睡觉前用艾条灸阴陵泉，再配上健脾养胃第一穴足三里则效果更佳。另外，艾灸也是一种暖宫的好方法，对子宫的保健有着十分重要的意义。

其次，是按摩三阴交。这是人们调理肝脾肾的不二选择。三阴交是足三阴经的交会穴，它位于内踝尖上方，也就是从内脚踝尖起，向上量四指，在小腿内侧骨后缘的凹陷处。

有时候，我们的嘴唇发干脱皮，甚至干裂出血，喉咙也经常“发火”，总是觉得口渴，这时不管喝多少水也是没有用处的。这就好比大自然的昼夜交替，如果没有黑夜了，太阳一天二十四小时挂在天上，地面就会燥热难当，先是发干，然后起皮，最后龟裂。嘴唇脱皮的道理和这个类似。

这时光靠不停地补水是不行的，要从根本上解决问题，就得补阴。而最简便的方法就是按摩三阴交，用此穴补阴能够达到事半功倍的效果。如果要调理肝脾肾，去湿热，最好的办法是每天刺激背部两侧的肝俞、膈俞穴位各3～5分钟，先重点点揉膈俞穴，然后沿着膀胱经向下按，到肝俞穴处再重点进行点揉。穴位按揉时间的长短，要根据肾虚、肝虚的轻重来进行。一般来说，睡前按两侧三阴交、肝俞穴和膈俞穴各3分钟即可。如果以上操作都在睡觉前做，一气呵成，效果会更好。

最后，是按摩水分穴。这是利水化湿的第一穴，克水湿首先就是要健脾。健脾的穴位要先阴陵泉和足三里，而要想从根本上利水除湿，还得配合治水要穴——水分。水分是任脉上的穴位，可以调理水分的代谢。它位于肚脐上一横指，这儿最好用灸法。可以睡前直接用艾灸或者隔姜灸。艾灸，就是把艾条点燃，放在水分穴上方炙烤穴位，使其吸收热量。隔姜灸，则是切一片硬币大小的姜片，将艾条剪开弄碎，放在生姜片上点燃。这样不仅吸取了艾灸的作用，还利用了生姜的药性，因为生姜皮本身可以利水，对治疗皮肤水肿有特殊的疗效。

喝好早上的第一杯水

女人的健康离不开水，只有保持了水分平衡，才能让身体也平衡。

“一日之计在于晨”，所以，女人喝好早上的第一杯水尤为重要。所有的女人都应该保持早上起来就喝一杯水的好习惯。在喝的过程中，最好要思考一下，怎样才能把早上的第一杯水喝好。

新鲜的白开水，是女人们每天早上最好的选择，白开水是天然状态的水，经过多层净化处理后煮沸而成的，水中的微生物已经在高温中被杀死了，而白开水中的钙、镁元素对身体健康是特别有益的。根据研究表明，含钙、镁等元素的硬水，有预防功能性子宫出血的作用。

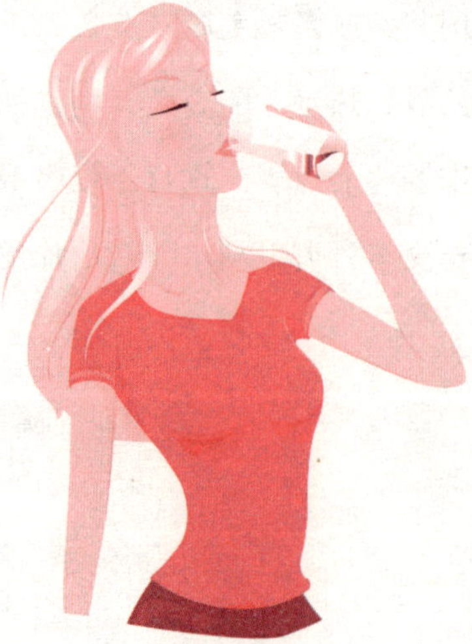

很多女人觉得喝淡盐水更有利于自己的健康，于是，每天早上起来都喝一杯淡盐水，但这种认识是错误的。我们在整夜睡眠中往往是滴水未进，然而呼吸、排汗、泌尿却仍在日夜不停地进行中，这种种生理活动都会消耗很多的水分。如果在早上起床后，能及时地补充一些白开水，那么就会很快地让血液稀释，能纠正夜间的高渗性脱水。反之，如果喝的是盐水，则会加重高渗性脱水的现象，让人更加口干舌燥。更何况，早晨是人体血压升高的第一个高峰期，喝盐水会让血压升得更高。

同时，早上起来的第一杯水最好不要喝果汁、汽水、咖啡、牛奶等饮料。碳酸饮料中大都含有柠檬酸，在代谢的过程中会加速钙的排泄，继而会导致血液中钙含量的降低，长此以往会导致人体缺钙。另外的一些饮料有利尿作用，清晨饮用，非但不能有效补充人体所缺少的水分，还会增加人体对水的需求。

有些女人习惯了早上起床之后喝从冰箱里拿出来的冰水，觉得这样不仅能达到补水的效果，还可以提神。但事实上，早上喝这样的水是不合时宜的，因为，此时人的胃肠都已经排空了，过冷或过热的水都会刺激到肠胃，引起肠胃不适。更何况，子宫宜暖养，要尽量避免喝冰冷的东西。女人晨起喝水，就要喝与室温相同的开水，在天冷的时候可以喝一杯温开水，以尽量减少对胃肠的刺激。根据相关医学研究表明，煮沸后冷却至20~25℃的白开水，更具有特异的生物活性，更容易透过细胞膜，有利于新陈代谢的进行，能增强人体的免疫功能。

但凡是那些早上起来后习惯了喝一杯温开水的女人，体内脱氧酶的活性较高，而且新陈代谢状态好，肌肉组织中的乳酸积累减少，不易感到疲劳，也很少会痛经或患有妇科疾病，但值得注意的是，在头天晚上凉开水时一定要加盖，因为开水在空气中暴露太久就会失去活性。

当然，早上该如何喝水也是有讲究的，女性朋友最好是要养成科学饮水的习惯，早上起床时，是新的一天身体补充水分最关键的时刻，此时喝300毫升的水最佳。而且早上必须得空腹喝水，也就是在吃早餐之前喝，否则就起不到促进血液循环，保护子宫健康等作用。而且最好要小口小口地喝水，因为饮水速度过猛，对身体是非常不利的，可能引起血压降低和脑水肿，导致头痛、恶心、呕吐等不良反应。

睡懒觉，让你远离红颜杀手

很多女人都认为睡懒觉是一件既舒服又惬意的事，特别是一到了节假日，女人们更是睡得不亦乐乎了。但却没想到，过分充足的睡眠反而会让自己越睡越累，越睡越不清醒。

这是因为睡懒觉会打乱我们人体的生物钟。正常的人体的内分泌及各种脏器的活动，都是有一定的昼夜规律的。这种生物规律调节着我们本身的各种生理活动，使人在白天精力充沛，夜里安然入睡。如果平时生活较规律，而到假期就大睡特睡，就会扰乱体内生物钟的节律，使内分泌激素出现异常，长此以往，还会导致精神不振以及内分泌失调。

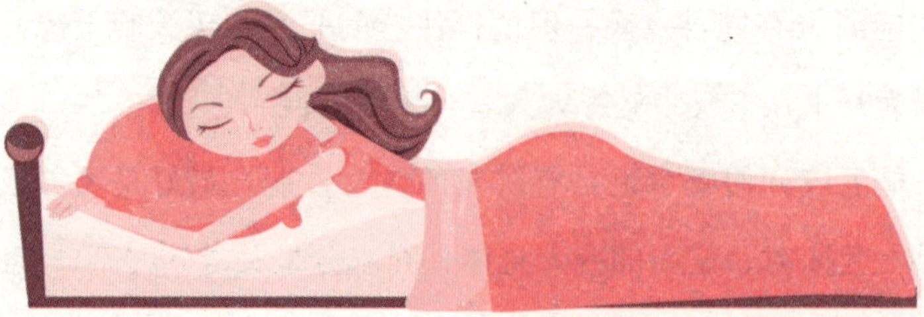

而内分泌一失调，就极易诱发各种子宫疾病。子宫肌瘤、子宫息肉、子宫糜烂等都是比较常见的子宫疾病，虽然说子宫肌瘤属于良性肿瘤，但是也不能够排除晚期会出现恶性病变的可能。所以，女人们在平时一定要养成良好的、健康的生活习惯，这样才能保证内分泌正常，有效地抑制子宫疾病的发生。

虽然说目前在医学上，对于子宫肌瘤的病因还没有一个完全的定论，但是根据大量的实践结果表明，子宫肌瘤是一种依赖雌激素生长的肿瘤，人体有许多腺体可以分泌激素，雌激素和雄激素分泌平衡即是内分泌平衡。如果内分泌不平衡，则会导致人体雌激素和雄激素分泌异常。子宫肌瘤发生的原因便是与激素分泌有关，如果体内雌激素或雄激素分泌过于旺盛，则有可能导致子宫肌瘤。也有学者发现，女性内分泌失调可能会诱发子宫肌瘤。

睡懒觉还会让人的大脑皮质抑制时间过长，如果长期下去，还有可能会人为地引起一定程度的大脑功能障碍，导致理解力和记忆力减退，也会降低免疫功能，使人懒散，产生惰性，同时对肌肉、关节和泌尿系统也不利。另外，还会导致血液循环不畅，全身营养输送不及时，还会影响新陈代谢。所以说，睡懒觉是红颜杀手，为了呵护子宫健康，女人必须改掉这个喜欢睡懒觉的坏习惯。

俗话说，早睡早起身体好。早上睡懒觉会增加体内多余脂肪的积累，容易让人发胖。这是美容养颜之大忌。此外，晨起锻炼身体，对中枢神经系统和内分泌系统有着良性的刺激作用，能改善新陈代谢和提高身体素质。

此外，爱睡懒觉还会让女人提早进入更年期。徐太太现在还不到40岁，她赋闲在家，没有参加工作，孩子有外公、外婆带着，老公整天四处奔走忙碌，也极少回家，可以说，徐太太的生活几乎没有任何的压力，每天想几点起床就几点起，想多晚睡就多晚睡，无拘无束。可是，徐太太发现自己有一段时间特别爱激动、爱猜疑、爱生气，也经常烦躁不安。出现这种反常现象之后，她去医院做了检查，结果被告知这是进入了更年期的表现。

在诊治过程中，医生问她是不是经常有睡懒觉的习惯，医生说，一般提前出现更年期症状的女人，大多有多年赖床的习惯，通常都是“睡觉睡到自然醒”，太阳高挂了，还赖床不起。这类女人的血压，常常要比正常的同龄人的低，如果长时间的、多年来一直保持着“早睡早起、锻炼身体”的良好习惯，体内正常的生物钟才不会被打乱，不让脑垂体分泌的激素水平发生异常波动，这样才能保证我们人体各项功能与代谢的正常进行。

常喝补血茶，可防治子宫内膜异位症

子宫内膜异位症是一种比较常见的妇科类疾病，有可能会造成痛经、骨盆腔疼痛，严重的还会导致女人不孕不育。

根据研究表明，女人常喝补血茶，可以预防子宫内膜异位症的发生。因为，通常是气虚血瘀的女人，才更容易罹患子宫内膜异位症。所以说，预防子宫内膜异位症，补血是关键。如果女性朋友们，能在平时养成喝补血茶的良好习惯，那么，子宫内膜异位症也就没那么容易来找麻烦了。

我国有句老话说得好：“宁可一日无盐，也不可一日无茶。”因为，茶具有很高的营养和医疗预防价值，对人体有着极大的好处。茶中所含的多种微量元素，特别是铁元素，有着很好的补血功效。所以，养成多喝茶水的习惯，可以起到补血以及防治子宫内膜异位症的作用。

下面，让我们来看看有哪些补血的茶方，是适用女性朋友常饮用的：

1.党参红枣茶。需要党参20克，红枣8枚。把党参与红枣共同研磨成粗末，用纱布包好后放在容器中，冲入开水后盖闷10分钟即可饮用，以5天为一个疗程。这道茶具有健脾补血的作用，可以治疗病后体弱、贫血、心悸、脾虚气短、四肢无力。

2.龙眼绿茶。需要龙眼肉9克，绿茶6克。把原料放在杯中用沸水冲泡。趁温代茶饮用，每天喝一次。这道茶具有补血清热的作用，适合血虚的人饮用。

3.阿胶红茶。需要阿胶6克，红茶3克。把红茶用沸水冲泡取汁，加入烊化好的阿胶，搅拌均匀后备用，然后趁热代茶饮。可以治疗血虚头晕、面色萎黄等，血虚体质的女人可以常常服用。

4.康宝茶。需要枸杞子、黄精各9克，淫羊藿、甘草各6克，刺五加12克，熟地15克，山楂10克。把以上的原料研磨成粗末，用纱布包着，放在容器中，冲入开水，加盖闷10分钟即可饮用。

5.牛奶热茶。需要红茶1克，砂糖15克，牛奶75克或奶油50克。把牛奶加热煮沸，离火加糖，与茶水混合。这道茶具有补血润肺、提神暖身作用，是血虚体质者的保健饮品。

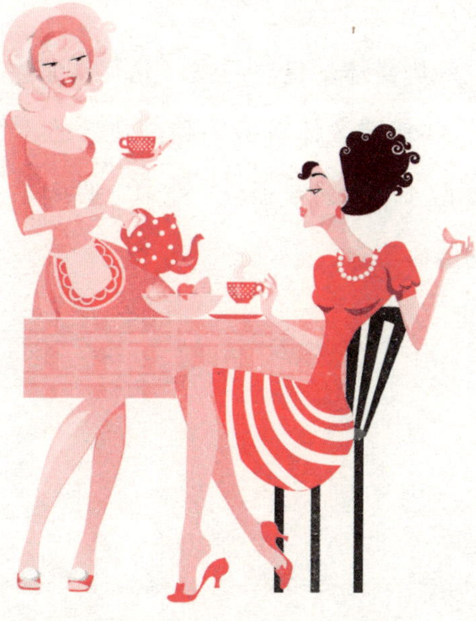

此外，在我们的生活中，一直流行红糖水可以补血的说法，很多的女性朋友在经期以及分娩后，都会选择喝红糖水来补血。但是，专家指出，红糖

水并没有人们想象中的那样有补血的神奇功效。其实，生活中，可以用来补血的食品很多，比如乌鸡、黄精、阿胶、芡实、桂圆、枸杞子、红枣、桑葚等。而且，除了食物或饮茶可以达到补血的目的，还有一些健康科学的生活习惯，也能起到养血补血的作用。

首先，是要保持乐观向上的心态。心情快乐、情绪稳定，不仅可以增加身体的免疫功能，并且还有利于身心的健康。同时，还可以促进体内骨骼里的骨髓造血功能旺盛起来，让皮肤更加红润有光泽。

其次，是要学会科学地生活。养成科学健康的生活方式，比如不吃零食，不偏食，不熬夜，戒烟戒酒，不在产褥期、月经期等特殊生理时间里同房等。做到起居有时，饮食有节，娱乐有度，劳逸结合等。

再次，是要彻底地治疗出血症状。如果有月经失调、月经过多、反复流鼻血、溃疡、痔疮等出血症状时，女人们万万不能掉以轻心，要及时去医院就诊。

另外，还要养成锻炼身体的良好习惯，尤其是那些生过孩子的女人，更要积极主动地参加一些舒缓的体育锻炼和户外活动，每天至少坚持半个小时。比如，健美操、散步、打球、游泳、气功、跳舞、打羽毛球等。这些运动都可以增强身体的造血功能。

养成饮食好习惯，让你健康做女人

什么样的女人才是真正美丽的女人？毫无疑问，身心健康的女人才是最美的女人。作为女人，一定要树立自我健康管理的观念，我们的生活方式是由自己选择的，健康与否，在很大程度上取决于自己的生活方式，毕竟，活的健康又年轻，是每个女人的美好愿望。

女人，只要认真管理好了自己的饮食与营养问题，就能祛病保健，呵护好自己的子宫，而且健康水平与生活质量也会大大提升。以下几个饮食习惯，都是做健康女人必须要养成的：

1.女人在日常生活中，一定要多补充维生素与矿物质。这是构成健康饮食的必要成分，营养均衡的饮食结构，一般都能满足女性每日的营养需求。但是为了保持良好的健康状况，女人还需特别注意补充钙质。随着年龄的不断增长，女人的体内的钙质会逐渐地流失。因此，女人，尤其在青少年阶段，应当增加饮食中的钙质的摄入，这个时候千万不要盲目节食，而导致钙质摄入和吸收过少。另外，孕期补充足够的钙质，也能很好地预防老年性钙缺乏。可以说，如果女性能在这一时段存储大量钙质，会减少未来岁月中骨折的发生。

铁也是女人必须要补充的营养素，因为女性每月的月经来潮要损失15~20毫克铁。所以，如果铁质补充不足，就会发生缺铁性贫血，出现面色无华，疲乏无力以及头晕等症状。而合理的补充铁质，会让女人的脸色看起来更加健康红润。

2.在日常生活中，热量与减肥也是女人必须考虑的课题。年龄介于23~50岁的女人，要维持体重，每日应摄入2200千卡（9204.8千焦）的热量。女人检测自己摄入热量是否合适，最佳方法就是经常称体重，当然，只削减热量，并不是解决体重问题的唯一答案。如果一个女人每天摄取的热量已经保持在1500千卡（6276千焦）左右了，那么她就已经没有必要再往下削减了。如果发现自己正在发福，那么除了减少热量的摄入之外，还要适当地增加运动量。这是因为热量在控制体重方面只起了一半的作用，而体育锻炼不但能燃烧热量，增加身体的瘦体重比例，而且还能提高新陈代谢水平。

3.一定要分清楚油脂的类型。据统计，在美国，每年每10万妇女就有27人死于宫颈癌，而在日本，每年每10万妇女中，只有7人死于该病。科研人员认为，两国死亡率之所以有如此大的差距，可能与饮食中油脂的含量有关。美国女性饮食中的油脂含量为40%，而日本女性只有20%，研究人员指出，高脂肪饮食与宫颈癌之间有着密切的联系。人口健康普查也表明，高脂肪饮食也会诱发其他癌症发生，尤其是肠癌。然而，饮食中的油脂确实对于人体的生理功能具有一定的作用，它们能够为身体提供能量，帮助人体吸收脂溶性维生素等，还有就是维生素E，其多存在于油脂中，它是强效的抗氧化剂，可以预防衰老，抗疲劳。但问题是，人们很容易在进食时摄入过多的油脂，从而带来不良后果。

健康的饮食，来自脂肪的热量应低于全部热量的30%，且在健康方面，油脂的类型与摄入量多少同等重要。脂肪有三种不同的类型，即饱和脂肪、多不饱和脂肪以及单不饱和脂肪，在热量上，三种脂肪的性质是相同的，即每克脂肪约含9千卡（37.7千焦）热量。而且，在健康方面，它们的性质又存在很大差异。饮食中的饱和脂肪，最能升高血液胆固醇水平。为了避免这种危险，应当尽量少吃这种油脂，它占饮食中所有脂肪的比例不应超过1/3。而多不饱和脂肪与单不饱和脂肪，能够降低血液胆固醇水平。专家建议，多不饱和脂肪和单不饱和脂肪应各占所有热量的10%。含有大量饱和脂肪的食物主要是动物食品，比如肉食等，以及与动物有关的食品，如黄油、奶油、冰激凌、奶酪。此外，椰子与棕榈油也含有很高的饱和脂肪，其比例超过90%。多不饱和脂肪的最佳来源就是植物性油脂，像葵花油、玉米油、大豆油、坚果、棉籽油以及红花油等；单不饱和脂肪主要存在于橄榄油、菜籽油以及花生油中。

4.补充纤维素很重要。西方有句很有名的谚语说：“每天一苹果，医生远离我”，这说明了每天吃一个苹果，对于人体的健康非常重要。这里所说的每天一个苹果，是包括表皮在内的，因为苹果皮的营养成分最丰富。然而，吃苹果只能算是一个良好的开端，同时我们还需要吃一些其他种类的水果、蔬菜以及杂豆类、全麦食品，才能满足每日摄取20~30克纤维素膳食标准。食用含大量复合糖类与纤维素的食物，是健康饮食必不可少的部分，因为富含纤维素的饮食，有助于防治便秘、降低子宫癌的发病率。并且，纤维素丰富的食物，含有很低的脂肪，对瘦身有很大的帮助，另外也可防止肌肤长痘，能提亮肤色，让女人看起来更美丽。但需要注意的是，补充纤维素应本着循序渐进的原则，给机体一个适应的过程，因为快速、大量地补充，会导致许多胃肠道的不适反应，如腹胀、腹泻等不良反应。

5.在烹饪的时候要讲究科学。如果烹饪潦草马虎，即使经过精心挑选用来制作营养均衡的饮食的食物，最终也会变成废物。能够充分做到健康饮食的一些重要事项：为了减少脂肪含量，可采用蒸煮的方式，以去除多余的油脂。做蔬菜时，不宜放太多的水，也不要过度炖煮，应大火快炒，或者是略微用水焯过，或者干脆生吃，在清洗时也应该先洗后切。此外还要避免搁置时间过长，最好现吃现买，否则可能会造成维生素、营养素等成分的流失，在做凉拌菜时，还可以适当地加些食用醋，这有利于维生素C的吸收。

女人不能不在意的生活戒律

人们都说，女人是水做的。这句话包含了女人如涓涓流水般温顺的性格，也透露出了女人脆弱、需要呵护的性别特点。

日常生活习惯就如同涓涓小流，会慢慢渗透到机体当中去，这也关系到人的健康与否。往往，小小的生活习惯中蕴藏着大大的学问。女人，要想经营好自己的子宫，经营好自己的健康，就要养成良好的生活习惯。以下几条日常生活中的戒律，值得广大女性朋友多加注意：

1.平时最好不要用抗菌产品。美国微生物学家玛丽博士，通过大量研究得出结论：洗手只要用普通的肥皂和水就足够了，抗菌产品反而会起反作用。但如今，抗菌产品已经广泛进入了我们的生活当中，像各种除菌香皂、洗手液以及沐浴液，等等。爱干净、爱健康的女人往往会选择使用这些产品。但是，这有可能会打破人体细菌群的平衡，并减弱了人体对细菌的敏感度，反而使得病菌在体内大肆作乱。而在人体消化和营养吸收系统中，大多数微生物对维护健康十分必要。而经常使用抗菌类产品，会让这些有益的微生物难以生存。所以，这是非常值得注意的。

2.服叶酸。准备怀孕的女性朋友要注意了，为了预防新生儿出生的缺陷，怀孕的女人，必须在怀孕的前12周服够400微克叶酸。此外，女人补充叶酸还能减少黄斑变性的发生，以及延缓子宫的老化。

3.要多吃点儿香蕉。根据调查显示，大约有1/4的中年女性，正经历着抑郁和焦虑。抑郁的发生，通常是因为体内缺乏“快乐激素”，即复合胺所造成的。而复合胺的缺乏是因为氨基酸、色氨酸的摄入不足，人体无法合成这种氨基酸，所以只能通过食物来摄取。而补充色氨酸要多吃火鸡、乳酪、李子和香蕉等。因此，专家建议，女性最好一周吃4～11根香蕉。

4.要当心胃部的赘肉。臃肿的胃部不仅难看，而且暗藏健康隐患，需要警惕的是，胃部赘肉太多往往是卵巢癌的征兆，并且70%~75%的可能性是癌症已经转移到腹部了。如果胃部赘肉明显且持续腹胀，就必须要及时去医院就诊了。

5.最好要在30岁之前完成生育。根据研究发现，女人在20～30岁之间生孩子，乳腺癌发病率会降低7%。英国乳腺癌研究会称，母乳喂养12个月，乳腺癌等疾病发病率将降低4.3%。这是因为，怀孕和哺乳可以降低雌激素水平，也意味着降低了癌症风险。同时，子宫疾病的发病率也会降低7%。

第四章

杜绝坏情绪，让子宫健康又快乐

要想子宫和谐，就必须身心和谐

人们常把女人如何保持健康归结为四句话：“饮食合理、适度运动、禁烟限酒、心理平衡”。前三句话容易理解、可操作，但最后一句做起来就有点难度了。然而，心理平衡是至关重要的，是心理健康以及机体健康的前提。

心理平衡，对女人来说，有着更加重要的作用。现今，许多女人都过着一种忧郁、枯燥的生活，很大的原因，便是她们不能从那些使自己精神失调、恼怒、痛苦和担扰的事情中走出来，因而她们无法使自己的心身保持和谐。其实，和谐是一切效率、美好和幸福的秘密所在。和谐意味着一切心理功能的绝对健康。女人只有身心和谐了，才能保证子宫和谐，不受任何疾病的困扰。

保持心身和谐最关键就是要我们做好心理调节，当心理作用于躯体时，将有利于维持内环境的动态平衡，有利于个体对环境的适应和协调。情绪与女人的心身健康有着极为密切的关系，女人的任何情绪活动都会伴随着生理的变化。所以说，控制和调节情绪对女人的心身健康影响很大。

有些女人的城府颇深，喜怒哀乐都能够不形于色，但如果她们无法消化内在心理的冲突，那么也会导致结郁罹疾。因此，女人只有学会掌握自我、控制和调节情绪，才能适应社会发展的情况，而且，这对维护自己的心身健康也是至关重要的。

以下几种方法对促进女人的心身健康是非常有效的，女性朋友们不妨多加注意一下：

1.在想不通时，不妨换一种思维方式。女人必须要认识到生活中不是所有的事情，都是非常重要的，都是必须得认真对待的。事实上，人所遇到的事只有5%是属于非常重要或紧迫的；15%～25%是比较紧迫的，剩下的绝大多数，都不会像自己想象的那么重要和紧迫。如果事事认真，势必长期有重压感而导致心身疲惫，甚至功能紊乱，终致患病。所以，女人最好不要做完美主义者。

2.千万不要做无谓的联想。无谓的联想通常是最不合理，却又最常见、最有害健康的联想。往往会让人忧心忡忡，甚至一蹶不振。其实，很多事情的后果，并不像我们想象中的那么严重，很多事情的恶果只是人们错误揣测而已。聪明的女人就要学会从容应对，这样才能够柳暗花明，船到桥头也自然会直。

3.糊涂的女人才最幸福，有时“难得糊涂”反而是一桩好事。总之，要记住：要想健康些，有时就必须得糊涂些。

4.要学会及时地释放压力，要善于及时表达情感。这样有助于抵抗抑郁。

5.要多结交一些朋友，善于及时宣泄郁闷情绪，取得有效的“情感支持”。社会支持度越高，患癌症的可能性就越低，也就越容易维护自己的心身健康。

6.培养广泛的兴趣爱好，这样有助于压力的释放。

7.经一段快节奏、高强度的工作生活时间之后，应经常改变一下，适当地放慢节奏，自我调整一下。在必要的时候，还可以脱离工作一段时间，或暂时改变一下生活环境及节奏。

8.当别人无意冒犯你的时候，“以牙还牙”并不是好方法，这样既无助于问题的解决，也会使自己精神高度紧绷，而且有失风雅，不妨学会努力减少自己的“敏感”和“防范意识”。轻松应对，可能效果更好。

9.不要试图同时做很多事情，要给别人宽松，也给自己回馈“松弛”的机会，特别是对待周围的人。

10.常饮淡淡的绿茶或花茶也是一种好习惯，它能解郁防癌；经常食用一些坚果类食品（如松仁、腰果等）和常食菌菇类灵芝类食品，也有较好疗效。

11.女人还要适度地进行户外活动，这也是治疗抑郁症，保持心身和谐的一种有效方法，这与调节大脑褪黑素的分泌，进而改善睡眠有关。适度的户外活动，还有着多方面保健防癌的功效，而且也简单易行。

总之，以上几点能有效地帮助女人改善不良情绪，保持心身和谐。女人们为了保护子宫健康，就要好好落实以上几点。

情绪障碍，于无形中给子宫致命一击

我们都知道，不良的情绪容易导致人体代谢失调。而机体代谢一失调，就极容易导致子宫发生病变。而我们每一个人都会有喜、怒、哀、乐等不同的情绪，在生活中，很多不良的情绪也是无法避免的。但是，为了自己的健康，我们可以适当地调控一下自己的情绪。

如果那些不良的情绪上升为了情绪障碍，就会于无形之中给子宫致命一击，子宫不正常出血、子宫肌瘤、宫颈癌、子宫内膜癌等摧残女人健康的疾病，就会如梦魇一样围绕在女人的身边。

下面，我们来了解一下，哪些情绪障碍会威胁到女人的健康：

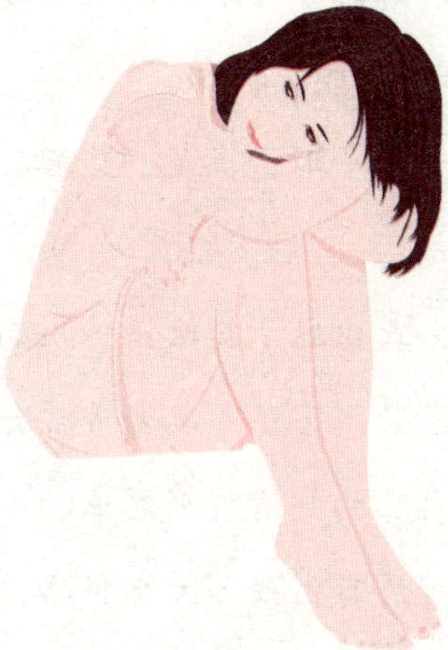

一、抑郁症。这是一种以情绪低落为主要表现形式的情绪障碍。随着社会压力日益增大，快节奏的生活方式，导致抑郁症的发病逐年增高。抑郁症典型的表现有以下三点：

1.情绪低落。患者常表现为心情悲伤，抑郁寡欢，没有任何缘由就是高兴不起来。

2.思维迟钝。患者常常会感到脑子想问题困难，反应迟钝，头脑就像是一台生锈的机器一样转不起来，甚至有时候还常常被误诊为是患了“痴呆症”。在跟别人讲话时，常表现为语调低、语速慢。

3.日常生活中的活动减少。患者常表现为懒得活动，懒得搭理别人，平时的家务活也不想干，甚至连平时最感兴趣的事也没心情去做了。对生活、工作丧失了信心，感到悲观失望。除此之外，还有70%～80%的病人，存在入睡困难和早醒的现象，严重的还会彻夜不眠。另外，心烦、坐立不安等症状也会在很多病人身上伴随。

二、狂燥症。这种症状与抑郁症相反，是以情绪高涨为主的情绪障碍。临床表现具体有以下几种情况：

1.情绪高涨。这类病人常常心情非常高兴，整日眉飞色舞，满脸笑容，但有时候激怒度高，他人一句话说的不中她意，马上就会大发雷霆。患者的情绪变化十分快，但是在一瞬间，又会忘得一干二净。

2.思维奔逸。患者的脑子非常好使，就像是放了润滑油一样转得快，一个观念接一个观念涌现出来。有时候话特别多，可以不停地说，就像自己有三颗脑袋，整日口若悬河，滔滔不绝，见到什么就说什么，妄加评论，不计后果。

3.意向活动增加。具体表现为爱管闲事，精力充沛，整日忙个不停，好自吹自擂，态度傲慢，对什么都满不在乎，挥霍无度，有的夸大才能，认为自己是当领导的料，但办起事来又虎头蛇尾，常常是一事无成。

另外，还表现为患者睡眠时间减少，一夜仅睡2~3个小时，多是一觉醒后就再也不能成眠，但患者却不感到疲劳。

三、焦虑症。焦虑症有可能会伴随在抑郁症中，或出现于其他精神疾病中，主要表现为心烦意乱、恐惧不安、不知所措或者紧张害怕，患者常常会担心自己的身体出现各种问题或不良后果，或认为自己的病情特别严重、不易治疗，以至于常常捶胸顿足，坐立不安，惶惶不可终日，犹如大祸将临，整日都陷在极度恐慌之中。

摒弃狂躁，沉着冷静的女人更健康

也许，在人们的心灵深处，总有一种力量让自己茫然不安，让我们无法宁静。这种力量就是所谓的浮躁。它是幸福和快乐的天敌，是各种心理疾病的根源，更是女人们子宫健康的重大威胁。

在我们的现实生活当中，有很多的女性朋友性子特别急躁，一有不愉快的事发生就闹情绪。殊不知，由此所带来的一系列后遗症是特别可怕的，其中最明显的，就是会增加子宫病变的概率，以及对女人的容颜不利。

虽然，目前并没有什么有效的药物能够对人的情绪进行“治疗”，但是，我们可以从日常生活习惯进行调理，有专家指出，只要女人们能科学地进行健康饮食，有意识的养成合理的饮食习惯，以及做一些适当的调节情绪的运动，就可以改善情绪。

那么，在日常生活当中，女性朋友应该怎么吃，才能摒弃狂躁，做个健康的女人呢？女人调控情绪，可以多吃以下三类食物：

一是豆制品。当女人在情绪不好的时候，要多吃一点富含钙质的食物，当膳食中钙含量比较充分时，女人的情绪就会稳定一些。反之，如果缺钙，则会导致情绪不稳、烦躁易怒。所以，女人应该每天喝500毫升豆浆或食用100克以上的豆制品，这对内分泌系统也有良好的调节作用。而内分泌一正常，女人的情绪也会稳定了。

二是新鲜的果蔬。女人要多吃富含B族维生素的食物，在日常饮食中，如果缺乏B族维生素，也会导致情绪不稳、烦躁易怒。因此，适当地在膳食中补充一定量的维生素，有助于女人的精神调节。所以，女性朋友们可以选择全麦面包、麦片粥、玉米饼等谷物当早餐，在一天当中，也不要忘了食用橙子、草莓、生菜、苹果、菠菜、西蓝花、白菜及番茄等含大量维生素的新鲜果蔬。

三是肉类。女人要多吃富含铁质的食物。如果机体缺铁了，就特别容易精神萎靡，困倦无力，或者注意力不集中，记忆力减退，情绪不稳定，急躁易怒等。而补充铁质最简单有效的方式是用铁锅烹饪。当然，也可适量地食用一些瘦牛肉、羊肉、猪肉、鸡、鸭、鱼以及海鲜，等等。

另外，从中医学上的角度来看，更年期的女人多半容易狂躁不安，要想调节更年期的不良情绪，就得从疏肝健脾理气着手。在食物上可以选择莲藕、玫瑰花、萝卜、山楂、茴香、柑橘来调理。

除了吃合适的食物之外，以下几个方式，也可以让我们迅速摒弃狂躁，达到心理上的平衡：

1.寻找信号。调控情绪的最佳方式，就是在出现不良状态的时候就把它解决掉。如果感觉自己又有狂躁的趋势了，就要下意识地加以调控。为了控制自己的情绪，可以每天花几分钟的时间思考一下，或者下意识地改变一下自己的生活方式。

2.转移你的关注点。情绪狂躁的人，不能老是抓住一件事不放手，最好是能找到一个安静的地方，坐下来，把自己的全部感觉集中在你身下的座位上。然后从心底做出一个深呼吸，尝试用鼻子吸气，吸四次，坚持做两组，然后从嘴呼出七次。呼气的时间比吸气的时间长，会让你的呼吸更深，这可以帮助自己冷静下来。

3.给朋友打个电话。如果自己的情绪实在狂躁不安，而且怎么也找不到突破口，那么不妨向朋友寻求帮助。多跟朋友谈天说地，可以帮助我们的身体释放出愉悦的激素后叶催产素，这能快速地平息狂躁，让人冷静下来。

读好抗压“心经”，做个轻松的小美人

繁重的压力，不仅会让女人形容枯槁、憔悴不堪，还会导致子宫发生病变。所以，不论在什么时候，女人都应该学会自我减压，让那些令人厌烦的坏情绪远离自己。

现在女性养生，一定要做好解压工作，必须要做到当喜则喜、当怒则怒，所有情绪都不宜过度，一旦过度就会有损健康。适当的喜，则是“气和志达，荣卫通利”，还能消除因忧思所造成的“气机结滞”，有效地抑制了子宫肌瘤的病发。但喜也需适宜，一旦狂喜过度，就会“暴喜伤阳，乐极生悲”。曾有些人因大喜若狂，而冲昏了头脑，最终酿成不良的后果。

再说说悲伤，很多女人都被悲伤击垮了，如果遇到悲伤的事，能大哭一场，就会把一切郁积都发泄出来。悲伤不能过度，一旦过度，就会造成生理功能紊乱，导致心脏跳动不规则，严重时同样可以致子宫损伤甚至昏厥。

所以说，人的情绪只有控制在正常的范围之内，才能让身体保持健康，维持平和，一旦情绪过头，心理就会失去平衡，继而导致阴阳失调，疾病缠身。中医学上认为，消极的情绪如抑郁、焦虑、忧愁、悲伤、惊恐、怨恨、恐惧、愤怒、委屈、嫉妒等不良的情绪都是导致女人患子宫肌瘤的元凶。

那么，女人要怎样才能保持心平气和呢？以下几种古人控制“七情”的方式可以让女性朋友学习学习：

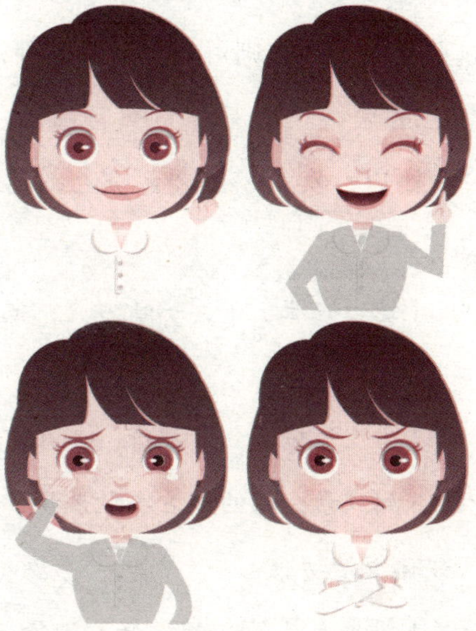

1.和喜怒。喜怒乃人之常情，古人认为喜贵于调和，而怒宜于戒除。喜不宜太过，也应适中适度才可。怒是历代养生专家都禁忌的一种情绪，它是导致疾病的罪魁祸首，能威胁到人体的健康。所以，一旦有发怒的前兆，就要想方设法抑制，可以通过转移、吐露、忘却、想象、让步等来避免动怒，或利用情志相克：恐克喜，悲克怒，以求得平和。

2.要戒躁。急躁可以引发愤怒、忧愁和悲哀等坏情绪。中医学上认为，一个人若能在思想上安定祥和，没有贪欲，他体内的真气就会和顺，精神也能内守而不耗散，这样，外界的邪气就不易侵入人体。当一个人焦躁不安时，心理就会失控，这样也会削弱人体的免疫功能，疾病就会“乘虚而入”。所以，身体弱、抵抗力差的女人更应戒躁。在心情不好的时候，可用淋浴，因为淋浴能让人心旷神怡。

3.克忧悲。忧郁和悲伤也是对人体健康极为有害的情绪，应当注意克服。悲伤会进一步损伤神气，催化人体的衰老，所以女人应当杜绝忧悲。可利用情志相克：喜克悲，去忧悲。

4.要“消愁”。古人曰：“衣食足则形乐而外实，思虑多则志苦而内虚。”这句话告诫人们遇到忧愁的事时，应当保持情绪的稳定，不能杞人忧天、操心过度，要做到心胸开阔，“一笑失百忧”，可以经常看看喜剧片，听听轻音乐，逛逛公园，转移思虑，忘却愁事；用开朗、乐观的态度消解愁怀。

总之，情绪与子宫健康的关系特别密切，不良的情绪如愤怒、忧郁、悲伤、惊恐等，对女性健康的损伤特别严重，所以必须要加以克制。如果任由这些情绪发展，则可能会引发某种精神障碍性疾病，如神经衰弱、抑郁症、焦虑症等。

所以，女人一定要放宽心。遇到不顺心的事情时，不妨试试以下几种办法：

1.适当宣泄一下，一吐为快，把不顺心的事情讲出来，就会觉得突然松了口气。

2.当生活中遇到了挫折，可以先把烦恼丢开，去做自己想做的事。

3.到风景宜人的地方去散散步，或到朋友家去作作客，或参加自己喜爱的文娱体育活动。

4.根据自己的兴趣爱好，选择一种新的生活目标，尽量分散自己的注意力，使生活更加精彩。

5.尽可能地去帮助别人，这也可以让你忘却烦恼。

6.提高个人修养，处事豁达一点，眼光看远一些，不必为了小事而斤斤计较，退一步海阔天空。

青春期，要注意焦虑症的发生

青春期的女孩朝气蓬发，是变成女人真正的开始。在这个时期，女性朋友们一定要照顾好自己的子宫，如果出现了月经异常等现象，就要及时去医院就诊。青春期是女性子宫发育的重要阶段，如果这个时候子宫发育不良，就会造成我们俗称的“小子宫”，会伴有月经稀少、停经或者闭经的现象，这会严重影响到子宫的健康。

在情绪上，青春期的女性尤其要注意预防焦虑症。青春期焦虑症患者，以焦虑情绪反应为主要症状，同时伴有明显的自主神经系统功能紊乱。青春期是焦虑症的易发期，这个时期个体的发育加快，身心变化处于一个转折点。随着第二性征的出现，个体对自己的体态、生理和心理等方面的变化，会产生一种神秘感，甚至让自己不知所措。如女孩子因乳房发育不良而不敢挺胸，因月经初潮的来临而紧张不安，这些都将对少女的心理、情绪及行为带来严重的影响。她们往往会由于好奇和不理解而出现恐惧、紧张、羞涩、孤独、自卑和烦恼的情绪，继而出现青春期焦虑症。青春期焦虑症会严重危害女性的身心健康，长期处于焦虑状态，不仅会导致子宫发育不良，还有可能会诱发子宫肌瘤。

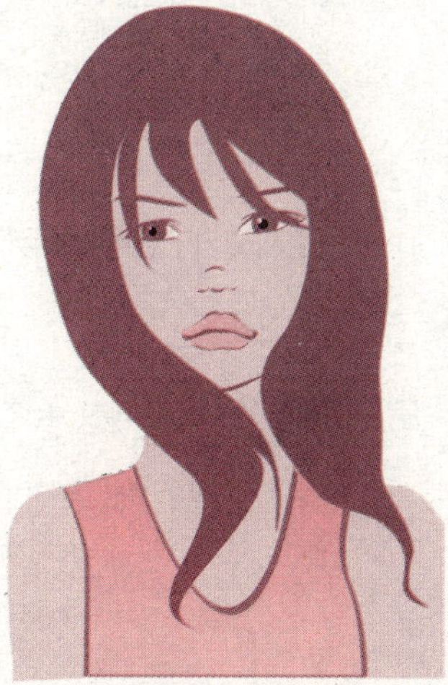

根据研究表明，青春期焦虑症的发生跟以下因素

有着密切的关系：

首先是遗传因素，一般情况下，焦虑症的病发率跟遗传因素有着一定的关系，近亲患有本病的，一般发病率要比一般人高出三倍。此外，肥胖症、神经衰弱等症状，也常常会伴有焦虑症。

其次是生理、生化因素。自主神经系统的活动普遍增加，比方说，焦虑情绪持续较长时间，则会导致肌张力增加，并伴有紧张不安和反复出现激烈动作。

还有就是心理因素，主要是由于过度的内心冲突对自我威胁的结果。童年时期的心理体验被压抑，一旦遇到激怒便成为焦虑。另外，遗传因素在焦虑症的发生中也起到了相当重要的作用。焦虑遗传者极易焦虑、易被激怒、没有安全感、不自信，多对自己要求苛刻，依赖性强，而且过分关心自己的身体健康。这类患者大都胆小怕事、谨小慎微，以及情绪不稳，轻微的挫折或身体不适就容易产生焦虑或紧张。

此外，还有社会因素。亲人死亡、事业失败或流行性疾病等都是直接原因；家庭环境较好，经济条件宽裕，从小任性，娇生惯养，或父母感情危机带来的家庭破裂的负面影响，以及教育方法不当，把孩子管得太严等，都能让孩子产生焦虑。

焦虑症的危害是非常显著的，那么，女性朋友们要如何才能判断出自己是否患了焦虑症呢？以下，我们提供出一种焦虑症的自测方法，女性朋友可以根据自己的实际情况进行焦虑症自测，最后统计分数。回答“是”，记1分，回答“否”，记0分。如果分数小于等于3分，说明你拥有良好的心态；如果分数在4~9分之间，说明你对情绪的自控能力比较好，但仍然有偶尔焦虑的表现；如果你的分数在10分以上，则需要警惕自己是不是患了焦虑症了：

1.你是否常被一些毛病所困扰，比如消化不良、发疹之类的，并且因此感到特别烦恼？

2.你是否听到一些嘈杂声就烦躁不安？

3.你是否会因为小事而常常被激怒？

4.当事情出了差错或者当你遇到挫折时，会不会感到十分不安和忧虑？

5.当你遭遇到他人的取笑时，你会不会惶惶不安？

6.外出或者睡觉之前，你是否都要查看好几次门窗有没有真的锁好了？

7.在外出赴宴、开会等社交活动前，你是不是会感到有些紧张？

8.如果朋友们要到你家来聚会，你是否会为此准备上好几个小时？

9.在社交场合中，你是否常会觉得面红耳赤？

10.你很害怕认识新朋友吗？

11.为使自己平静下来，你是否常常服用一些镇静安神药物？

12.你是不是十分自我主义？

13.在你十分生气或紧张时，声音会不会出现颤抖的情况呢？

14.你是否经常害羞、脸红？

15.你能不能很快地让自己放松下来？

16.你是否比其他人更容易感到烦恼？

17.你是否总是对某种事放心不下？

18.你是否很容易感到坐立不安？

19.你是否经常会觉得恐慌？

20.你是否将身边重要文件及财物都收拾妥当，一旦有危险便可以从容离去？

养心凝神，跟坏情绪说“bye”

聪明的女人会选择用养心凝神来赶走坏情绪，来维持自己的美丽与健康。那么，如何才能做到养心凝神呢？

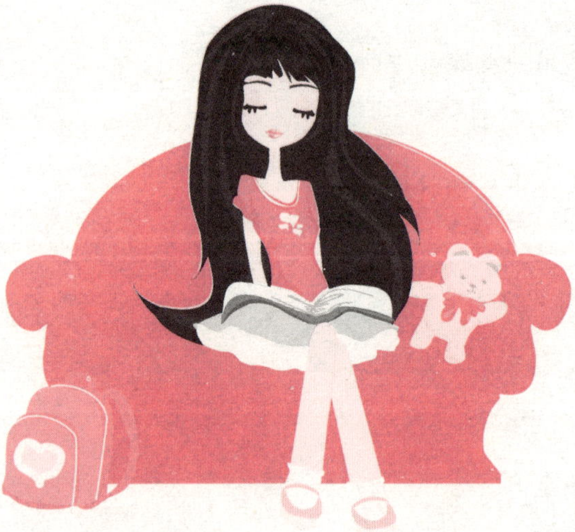

1.读书。女人的美，在于气质，在于心灵，在于神韵。读书会让女人心有琴弦，一生优雅。会读书的女人，心境才能单纯，感觉才能灵秀。一个心无杂念的知性女人，自然少了不必要的情绪困扰。

2.宽容。宽容是女人的优秀品质之一，也是女人养心的至上境界，更是女人养生的一剂良药。

3.音乐。音乐可以陶冶人的情操，舒缓人的情绪，放一曲钢琴曲，可以让你的情绪如涓涓小溪般静静流淌，不急不躁。

4.艺术。经常欣赏各种高雅艺术的女人，一定会有着丰富的心灵感受，举手投足之间自然会有文化与艺术的气韵，自然也不会轻易动怒，能够戒骄戒躁。

女人在心情不佳的时候，最好是选个安静的地方，让全身放松，可以把双手置于膝上，然后深呼吸，静静地闭上眼睛，让大脑完全处于安静的状态下。听听四处风吹过树叶的声响，或者虫鸣鸟叫，让微风静静地拂着脸颊，保持心旷神怡。静静地体会自由、娴静、祥和，这样会让你的心情无比欢畅。

此外，女人还可以多食龙眼和蜂蜜，这两种食物都具有养心美颜的功能，可以抵制坏情绪，维护自己的健康。

龙眼也叫作桂圆，具有养心安神、滋阴补血的功效。特别适合体弱多病、心悸失眠、面色无华的女性进补之用。将龙眼肉加冰糖熬制成膏，每天早晚冲服一汤匙，这不仅简单方便，而且易于保存。可将龙眼肉、莲子肉各30克，糯米100克，武火烧沸后改为小火慢慢煮至米粒烂透。本品可以养心补血，能令肌肤红润。其适用于心气虚、心血亏而面色无华的女人。

蜂蜜融百花之精，是女人美容的圣药。蜂蜜既可单独食用，也可与阿胶、红枣、龙眼肉、核桃、枸杞等制成膏，经常食用可使女人“面如桃花”，养心养颜。

下面，再为女性朋友提供一个养心的食疗方：枣豆黑米粥。需要红枣25克，红豆50克，黑米100克，红糖适量。把红枣、红豆、黑米洗后加入锅中加水。待烧沸之后改用小火慢慢煮。豆粒烂透，加红糖即可食用。本品具有补心血，健脾胃，养心宁神的功效。

乐观，是女人保护子宫的一剂良药

根据研究表明，保持快乐的心境能延缓女人的衰老。时光，在这个三维世界中虽然是看不见摸不着的，却无疑是最耐人寻味的东西。作为女人，我们应当用最愉快的心境和积极的态度，把生活变成“U”字形曲线，把快乐无限扩大，才能收获健康的体魄和不老的容颜。

快乐，也是女人保护子宫的一剂良药，而且，它不存在任何副作用。我们都要做个快乐的女人，要学会把痛苦忘得一干二净。即使实在是苦不堪言，也不妨让自己做一回外科医生，拿起手术刀来，去掉那些让你痛苦的“不快乐”。

女人患子宫类妇科疾病的一个重要因素是情绪不稳定，当人总是处于怒、愁、忧、虑的状态下时，会对身体产生刺激作用，让雌激素升高，从而导致内分泌失调。

随着社会的不断发展，生存环境日新月异的变化，女性在家庭、事业中处于双重角色，而由此面临的竞争压力、工作繁忙、心情压抑、生活不规律、过度劳累等综合精神因素，导致内分泌失调，子宫疾病发生率显著提高。

为了防患于未然，女人们必须保持着乐观的心态。疾病重在预防，女士们只要注意调整自己的情绪，舒缓压力，及时就诊，在医生的指导下通过药物、手术等治疗，都可以让子宫获得健康。而最重要的是，任何时候都要让自己快快乐乐的。

保持心情舒畅、情绪乐观，是预防子宫患病的最好防御武器。情绪不稳会抑制卵巢的排卵功能，出现孕酮减少，使雌激素相对增高，导致内分泌失调，继而导致月经紊乱。所以，女人一定要放松心态，自己给自己减轻思想和心理负担，建立健康的生活方式。

作为一个女人，如果你希望自己有一个健康而快乐的人生，如果你希望自己人生常春，那么，就要笑着面对这个世界，展现出一幅充满活力的面貌。因为女人可以找出让自己悲伤的理由，也就一定能找出让自己快乐的理由。

这个世界并不缺乏快乐，而是缺少发现快乐的心。当你的人生陷入低谷时，当你得到不公平对待时，当你无端陷入人生攻击时，当你因为某种生理缺陷遭到嘲笑时，你不妨调整一下自己的心态，给心情放一个假，营造一个祥和、豁达、坦然的氛围。你可用幽默化解不愉快，保持一个快乐的心态，也可以进行一些你喜欢的运动，在空旷的原野上或高山之巅大声喊叫，还可以试着在音乐中徜徉，在宁静中神游。

总之，女人一定要懂得调节自己的情绪，笑着面对人生，满怀希望地寻找快乐的踪迹，这样才会让自己越活越健康、越活越美丽。

心平气和，“无压女人”更美丽

正所谓，心平才能气和。如果不停地搅动一杯水，就会使沉淀物上下翻滚，水就会变得浑浊不堪。倘若不搅动了，水就会慢慢地静下来，那些杂质也会慢慢沉到杯底去，于是，水就变得清澈起来了。我们人类心平气和跟水的平静是同一个道理，女人只有做到心平气和才能沉淀出健康美丽来。

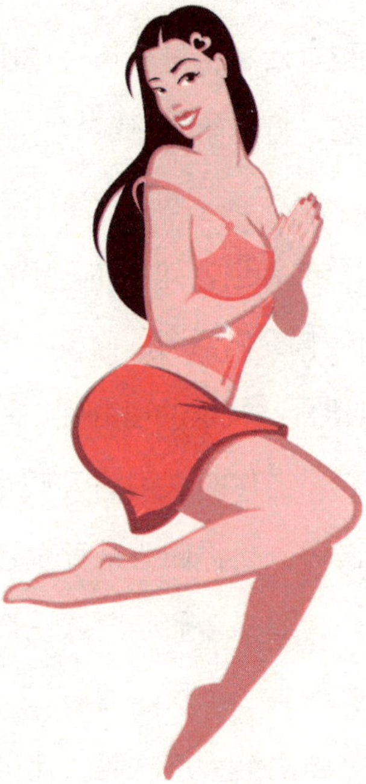

气和指的是气运行得和谐顺畅，该升的就升，该降的就降。一个人只有心平了之后，气才能和。现代医学研究表明，癌症、高血压、溃疡病、冠心病、神经官能症、糖尿病，以及偏头痛、哮喘等都与人们没有保持心平气和有极大关系，而女人的子宫肌瘤等疾病也与是否保持心平气和有着重要的关系。

我们所处的这个时代，处处充满着竞争、充斥着各种各样的社会压力，谁也无法真正做到事事顺心，但对女人来说，最重要的就是要知道怎么来调节自己的心情，让自己始终保持着愉悦而又平衡的心情，一步一个脚印、有条不紊地生活和工作。

一个女人，如果能做到心平气和，那么她的压力至少就减半了。喜、怒、忧、思、悲、恐、惊这七种情志变化，是机体正常的精神状态，也是人体对外界的事件、人物、情况的不同反应。如果情绪把握得当，人体是不会出现疾病的，但那些突然的、强烈的或持久性的不正常情志，一旦超过了人体所能承受的正常范围，便会使人体气机紊乱、脏腑阴阳气血失调而导致疾病的发生，严重的还会直接危害到女人的子宫以及容颜和健康。总之，情绪失调不仅会损伤五脏的功能，还会一不小心就伤害到了子宫。也就是说，女人，只有保持安静和谐的精神状态，才能做到少得病、不得病，让自己保持着那份持久的健康与美丽。

下面，让女性朋友来了解一下几种中医调养情绪的方法，希望能给女人呵护自己的子宫带来帮助。

一、传统中药处方

1.甘麦大枣汤，需要小麦100克，大枣10枚，炙甘草10克。先用水煮炙甘草，取其汁再煮小麦、大枣，先用武火煮，沸了之后再用文火煨至小麦烂熟成稀粥即可。本汤适合经常悲伤欲哭、精神恍惚、不能自主、烦躁不安的女性食用，其多半是由于肝血亏虚导致脏燥而引起的精神症状，该汤能有效地抑制女性子宫肌瘤的病发率。

2.逍遥丸。所需的材料是柴胡、当归、白芍、白术（炒）、茯苓、薄荷、生姜、甘草（炙）等。有的药店有成药，可以直接购买服用。逍遥丸适用于两胁下胀痛、嗳气或恶心呕吐、食欲不振、精神抑郁、急躁易怒、精神疲倦，时有低热时冷、头晕目眩等症状的女性。

二、针灸推拿

1.头部穴位：四神聪、神庭、风池、安眠穴。用拇指按揉，每组穴位按摩5分钟。还可以用指腹沿胸锁乳突肌从上至下轻柔按摩，每天进行数次即可解压。

2.腹部穴位：中脘、天枢、气海、关元穴。可以用掌揉，每个穴位按摩5分钟。

3.腰背穴位：背俞穴。可以掌揉、点穴或者拔罐，每次约5分钟。

4.四肢穴位：外关、合谷、足三里、阴陵泉。大拇指按揉，每个穴位按摩5分钟。

5.足部反射区：大脑、小脑、垂体、肝、心、肾，甲状腺反射区等。拇指按揉每个穴位3分钟左右。

三、中医调心法

1.少私寡欲。要尽量做到内心宽容大度，少有私欲，这样的人才会淡泊名利、性格开朗、处世豁达，也往往能保持良好积极的心理状态。一个平时恬淡虚无、与世无争的女人，自然就会内守精神、阴阳平和、气血充盛，也自然会少病多健康。

2.知足者常乐。《老子》曰："乐莫大于无忧，富莫大于知足。"一个善于满足自己的生活和工作环境的女人，心情一定会很愉快，心神也自然是宁静的。但是，善于满足并不就是意味着不思进取，工作、生活、健康、美丽兼得才是新时期女性的追求。

3.心胸豁达。心胸豁达的女人会很容易营造出和睦的家庭气氛，获得亲密的朋友关系。也许，豁达的心胸是每个人的追求，但要做起来却并不容易。使人心胸豁达的一个重要方法就是走出自己的小天地，融入大自然，多去外边走走。

花花草草，既能怡情又可治病

良好的生活习惯，决定着女人一生的健康与否，据研究表明，花花草草对治疗子宫肌瘤有着积极的辅助作用。确实，闲来侍弄侍弄花草，不仅可以怡情，还可以治病。

很多女人都喜欢养养花草，如果在养花的时候，再根据自身的条件加以选择的话，就更加锦上添花了。比方说，有很多花草的根、茎、叶、花和种子都可入药，有着极强的药用价值。长期食用，能起到很好的养颜保健作用。

花草可以开颜，花之形态美轮美奂，当女人在劳累烦闷之际，或漫步公园花丛，或看看盆景盆栽，看到那如鸟似蝶，如钟似管，如杯似盏，形态各异、五彩缤纷的花朵时，往往会精神一振，烦恼顿失，心情也大好起来了。而且花香馥郁，观之闻之似能解人苦乐。能安抚人们烦乱的思绪。很多的花，都可以治病，如杏花可以美容，荷花能够消暑，菊花可以疏风，桂花能够止咳，丁香花可以理气，豆蔻花能够和中，茉莉花能够爽神，水仙花能够除热，金银花能够解毒，牡丹花能够活血，木兰花可以通窍，腊梅花能够生津，合欢花可以舒郁等。此外，花还能食用或它用，如传统茉莉花茶、菊花晶、玫瑰花露、桂花酒等，以及用花为佐料所做的食疗药膳，从花色中研制的色素作为食品添加剂，预防保健用的各种药袋、药枕、香囊、药物衣饰都与花结下了不解之缘。

总之，观赏花花草草能陶冶人的情操、改善我们的心情，对女人预防子宫肌瘤有着重要的意义。花茶自古以来是女人的最爱，女人长期饮用花茶还有祛斑、润燥、明目、排毒、养颜、调节内分泌的功效，子宫与身体的血液循环、内分泌、月经等都息息相关。那么哪些花草既赏心悦目，愉悦人的心情，又能活血调经，以此保护我们子宫、让子宫更加健康呢？下面，让我们一起来了解以下几种平时常见的花草吧。

1.玫瑰。玫瑰不仅漂亮，而且浑身都是宝。玫瑰气味芳香，药性平和，有疏肝理气而解郁，美容养颜，促进血液循环，活血美肌，调经的功效，对内分泌失调及腰酸背痛的妇女特别适合。玫瑰花茶能美化肌肤，淡化黑色素，长期饮用可改善睡眠。也适用于月经不调，或经前乳房胀痛者。

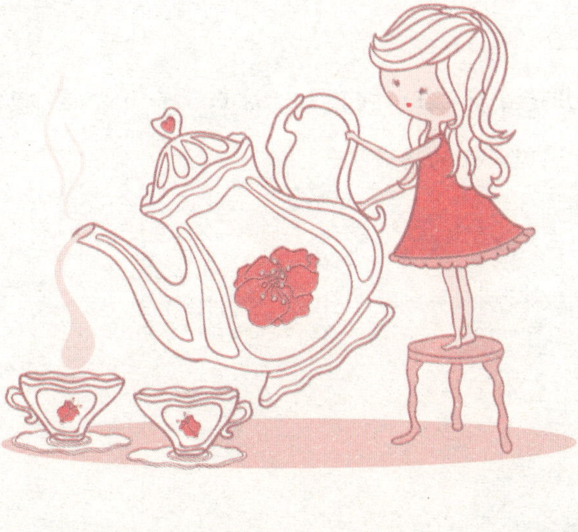

玫瑰花蕾中含有丰富的铁质，对女性月经期有很大的益处，还有花萼（在花的最外层的一圈叶状薄片），千万别以为它不重要而摘掉，这里面含有大量的维生素C，煮的时候最好用剪刀对剪开，这样香味才能散发出来。玫瑰花瓣与玫瑰花蕾的作用差不多，还可以在喝别的花草茶时，撒上几片玫瑰花瓣，让淡淡的玫瑰香散发出来，这样更能让人心旷神怡。

2.薄荷。纯天然的薄荷叶，可以帮助我们去除胃里的胀气，以及消除口臭、去油腻，还有提神醒脑的功效，具有强心补肾、生津止渴、补脾健胃、调经活血的效果，并能促进新陈代谢、平肝明目、护肤养颜。薄荷闻起来清清爽爽，在头脑昏昏沉沉时，舀一小勺薄荷叶来煮茶喝，慢慢品尝，可以让心情都跟着清爽起来。但是要注意，不能空着肚子喝太多薄荷茶，那会太凉，不适合女性。

3.茉莉。茉莉能抗菌、平喘、抗癌，还可以舒筋活血、振脾健胃、强心益肝、降低血压，以及改善昏睡及焦虑现象。

4.桃花。桃花也叫女人之花，具有利水、活血、通便、凉血解毒、清心润肺等功效。能美容养颜，又能调节经血，还能减肥瘦身。

5.金盏花。金盏花能清暑热、益脑、清心、调经、消炎，但不适合于长期饮用，特别需要提醒的是，虚寒体质及月经期间内是不能饮用的。否则，可能会出现不良反应。

6.牡丹。牡丹是百花之王。可清热、凉血、和血清瘀，具有护肤、美容养颜、清心润肺、调经活血的功效。

为你的不良情绪找到“突破口”

坏情绪不仅伤身而且伤心，根据相关研究表明，经常抑郁的女人容易患子宫肌瘤，而常常情绪紧张的女人，会让子宫内膜增厚，引起子宫出血。情绪问题与宫颈癌的病发率也有着一定的关系。所以，女人一定要学习管理好自己的情绪，不要让它危害到子宫的健康。

如果人体经常处在一种紧张的情绪下，在内心郁积得过久过多过重，就会让人不堪重负，然后导致疾病的发生，所以，我们需要自觉地参与外在活动，才能让这种不良的情绪得到宣泄。当女人们有了烦恼，或者感到愤慨时，就应该尽情地发泄出来。当然，这种发泄方式一定要对其他人无害才行。正所谓己所不欲，勿施于人，如果把自己的宣泄，建立在他人的痛苦之上，这也是不道德的。而无害的宣泄方式有很多，除了写信，记日记，还可以通过放声痛哭、谈心、打电话、参加运动等方式，把胸中郁积的闷气、怒气、怨气、戾气统统发泄出来。

女人，就该去为自己的不良情绪寻找突破口。向他人寻求情感的支持，可以给予我们一个宣泄情绪的机会，以及让身边的人为我们分担苦恼、排忧解难。能够跟别人分担压力，必然要比一个人去承担要好得多。所以，大家都说：当我们与他人分享快乐的时候，快乐就变成了双倍；当我们与他人分担痛苦的时候，痛苦就能够减半了。

寻求情感支持，是女人们一个很有效的缓解压力的方式，但这个效果取决于女人与这些人的关系的亲疏程度。很多人因为这样或者那样的关系，没有精力与时间去维持、发展与其他人的友好关系。而当她们发觉自己遇到压力或困难时，却无法从这些人身上得到足够的支持，来解决困难。反之，如果这个女人能够长期与家人和亲朋好友维持着良好的关系，遇到问题时有亲密的朋友可以交谈，可以寻求意见，并取得交流和共鸣，这样一来，就会少了很多困扰。

而且，需要注意的是，人的情绪变化也是有周期性的。在一天当中，并不是所有时候的状态都是一样的。在早上的时候，我们的精力往往处于最高峰，而午后则会有所下降。根据研究表明，一件坏事，并不一定在任何时候都会让你心烦意乱，它往往会在你精力最差的时候，给你当头一棒。所以，在精力差的时候，女人更要注意自己的情绪问题。

眼泪是缓解精神压力的良方

女人流泪是一件美事，因为眼睛会因流泪而将变得愈加轻灵。我们人类和其他一些动物之所以要流泪，是因为心身受到了创伤与刺激，流泪是一种宣泄与抚慰，是正常的心理表现，应该顺其自然，而不能加以抑制。

据医学家的研究证明，很多女人因为工作、生活都很紧张，要承受着很大的心理压力，为了不失去工作，为了能生活得更好，女人心中就会有一种危机感，而这一切，都会让身心积累并产生大量的毒素。这些毒素，在平时极难排泄出来的，只有在流泪的时候，才能通过眼泪排出体外。

每个人都有七情六欲，该笑则笑，当哭则哭。哭泣是代表为坏情绪找

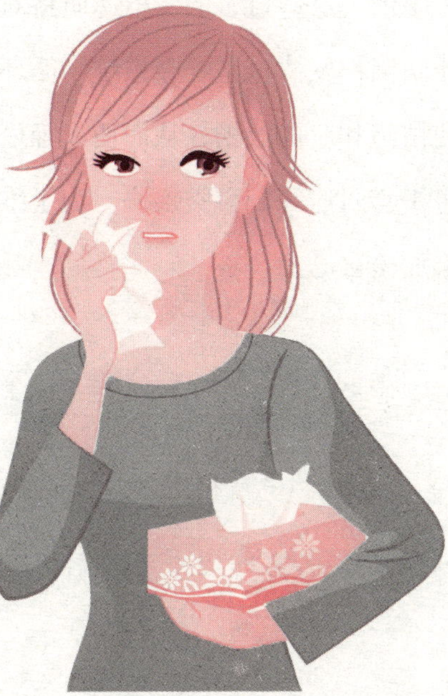

到了一个突破口，让它们得以宣泄出来，所以说，要做美丽健康的女人，在该哭的时候，就要放声地哭出来，尽情地流泪，那样，你才能不受郁结之气的困扰，你的皮肤才能得到很好的保护。从这一点来说，女人流泪也是一桩“美”事。

眼泪是一种无色且透明的弱酸性液体，绝大部分是由水组成的，并含有少量无机盐、蛋白质、溶菌酶、免疫球蛋白A、补体系统等其他物质。而流泪又可以分为两种情况，即反射性流泪和情感性流泪。情感性流泪比反射性流泪所含的蛋白质要多，并且情感性流泪中有一种类似止痛剂的化学物质。眼泪中的乳铁蛋白、β-溶素等都具有防卫功能，能抑制细菌生长。此外，眼泪的分泌会促进细胞正常的新陈代谢，不会让其形成肿瘤。

眼泪被证实是缓解精神负担最有效的“良方”，相关研究发现，女性眼泪中的催乳激素要高于男性，这种激素差异很可能是女性特爱流眼泪的原因之一。事实上，受了委屈或被悲痛折磨如若能哭出来，就会把心中的痛苦都发泄出来，这对改善情绪非常有益。众所周知，眼泪的形成除了泪腺之外，还有几十种其他腺体的参与。因此，眼泪的成分就相当复杂。

强烈的情绪刺激，能使眼泪中含有对人体有害的毒素。人体内一个神经原与另一个神经原之间，传递兴奋要靠一种媒介——中枢递质来完成。如果这种中枢递质过多，会引起过多的神经冲动。为此，体内要产生一种相应的酶来分解过多的中枢递质，一旦中枢递质过多，分解酶又不能全部分解，就要靠眼泪把它排出体外。如果不能顺利排出体外，眼泪中这些过多的中枢递质将对人有害，能降低人体的免疫力。除此之外，流眼泪，哭泣也是呼吸系统、循环系统、神经系统的不寻常运动，这种运动能使情绪和肌肉放松，从而使人轻松。而过大的压力以及坏情绪，可以诱发女性患子宫肌瘤等妇科类疾病。为了维护自己的健康，女人可以选择用流泪的方式来放松自己。

第五章

养子宫就是养气血

气血——女人生命的源泉

气血，是维持人类生命的源泉，与人体各个器官都有着紧密的关联。一旦气血工作得不到位，就会让身体的各个器官罢工，所以，气血对女人的子宫也有着不可估量的作用。

“气”在中医学上是一个非常重要的概念，它被当作是人体的生长发育、脏腑运转和体内物质运输、传递、排泄的基本推动能源。除此之外，“气”还具有温煦作用、防御作用和固摄作用。如果“气”不能好好地工作，就会四处作乱，让身体生病，对女人来说，身体其他地方的病变，都会给娇弱的子宫带来威胁。所以，女人需要养好气血，才能防止它作乱，危害身体。

人们通常所说的“气滞”“气郁”“气逆”“气陷”等情况，就是“气”在作乱，是“气”失调了，这将会对女人的健康带来严重的威胁，对子宫的危害更是首当其冲。下面，让我们来了解一下“气”失调具体有哪些表现：

“气滞”：这是气的运动不畅所致的，出现这种现象的最典型的症状就是胀痛。根据气滞的部位不同，出现的胀痛部位也相应不同。比如：月经引起的小腹胀痛，这是典型的气滞引起的妇科类疾病。

“气郁”：是气结聚在体内，无法通行周身所致的。如果气郁结在身体里

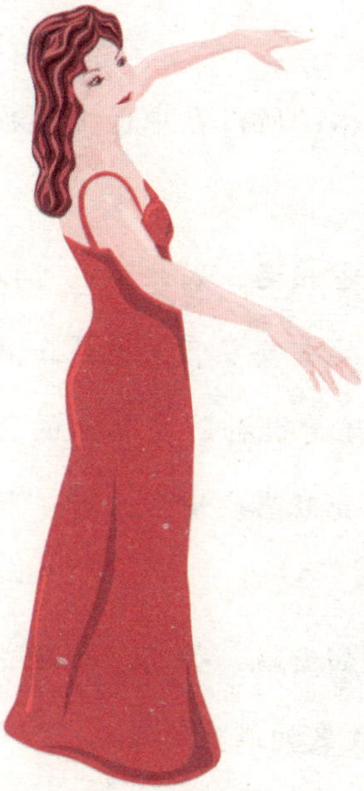

边，无法正常运行，那么人体脏腑的运转，物质的运输和排泄都会出现一定程度的障碍。比如：胸闷憋气以及女人冬天经常会感到手脚冰冷，这些都是气运行不畅所导致的，所以，冬天一定要多吃，多运动才能保证气血的正常运行。

“气逆”：是指气在体内上升太过、下降不及给人体造成的疾病。正常的气，在人体中的运动应该是升降有序的。气的上升作用，能够保证将体内的营养物质运输到头上，维持各脏器在体内的位置；下降则是使进入人体的物质能自上而下的依次传递，并将各种代谢物向下汇集，通过大小便排出体外。如果上升作用太过于激烈，则会导致头部过度充血，出现头晕头涨，面红目赤，倒经，头痛易怒，月经过多，两肋胀痛的现象，严重的甚至还会出现昏迷、半身瘫痪、口角歪斜等症状。下降作用过弱则会出现饮食传递失常，出现泛酸、恶心、呕吐等症状。

“气陷”：跟“气逆”正好相反，是指气上升不足或下降得太过。上升不足，则会导致头部缺血缺氧或脏腑不能固定在原来的位置，出现崩漏、头晕、健忘、眼前发黑、精神不振等症状；下降太过，则会导致食物的传递过快或代谢物的过度排出，从而出现腹泻、排尿频数等症状。

以上这些现象都是气不顺畅给我们带来的危害，下面，我们再来看看血对女人有什么影响：

血对人最重要的作用便是滋养，它所携带的营养成分和氧气，是人体各组织器官进行生命活动的物质基础。血对女人的意义更加重要，血充足了，女人才能面色红润，肌肤饱满丰盈，毛发润滑有光泽，精神饱满，感觉灵敏，活动也灵活。

由于血是把气的效能传递到全身各脏器的最好载体，所以在中医上又称“血为气之母”，也称“血能载气”。

血的生成与脾胃的运化功能以及气的充足程度紧密相连，因此，也可以说补血能从这两方面着手。脾胃是人体消化吸收饮食的重要器官，也是血液生成的物质来源，中医上有“脾生血”的说法，也就是说补脾是养血的关键；而气则有推动血液运行的作用，气充足了血液才会旺盛。中医上称“气能生血”，也就是说如果血虚则应先补气。

一旦血亏损或者运行失常就会导致各种不适，比如失眠、健忘、烦躁、惊悸、面色无华、月经紊乱，等等，长期下去必将导致更加严重的疾病。

总之，气与血是构成了人体生命、生理活动的基本物质。气、血的调养对女性来说尤为重要。基于女人特殊的生理特点，每次来月经时，血液都会有一定量的消耗和流失，加之经期在情绪和心理上的一些变化，会导致身体中的雌激素分泌降低，月经失调紊乱也就时常发生了，继而会影响到子宫的健康，随之而来的便是肌肤变化。可能让女人肤色暗淡，眼圈发黑，还会长出满脸的痘痘，让你花容失色，苦恼不已。所以说，女人要从根本上调经理血，就要调节内分泌，提高激素水平。

气血与子宫的关系：剪不断，理还乱

女人子宫的健康与体内气血的状况有着剪不断、理还乱的关系。在医学上，有通过气血辨证来治疗子宫肌瘤的。此外，患有子宫发育不良、子宫寒冷、子宫后位、子宫脱垂等疾病的女人都需要补充气血。由此可见，气血状况与子宫是紧密联系的。

补充气血也是女人一生的必修课，人们常说，人老了，就怕病魔来缠身，确实，年轻时受过的伤，逞过的强，缺乏过的气血，都是欠下的健康债。而所欠的债，总有一天是得偿还的。

比如说，长期缺气贫血或者是气血不行的女人，在年老之后，就容易患子宫脱垂。这类女人往往在劳动、行走、久蹲、咳嗽时，会感到有东西从阴道掉出来，睡觉时多能自行回缩，但是，同时还可能会伴有带下增多、小腹坠胀、腰酸等症状，虽然这些都不是什么大病，但也还是挺折磨人的，会给女人的正常生活带来诸多不便，所以应该积极治疗。

正常的子宫位于盆腔内，依靠韧带、肌肉、筋膜的有力支持而维持其正常位置，在站立时，子宫与阴道轴线近于垂直，这样，子宫就一般不会沿阴道下垂。但是，由于老年妇女的韧带、肌肉都很松弛，再加上年轻时所受的伤或其他因素，比如分娩损伤、卵巢功能减退、长期腹压增高等原因，都特别容易引起子宫脱垂。

中医认为，脾胃是机体健康的根本，是气血生化的源泉。如果脾胃虚

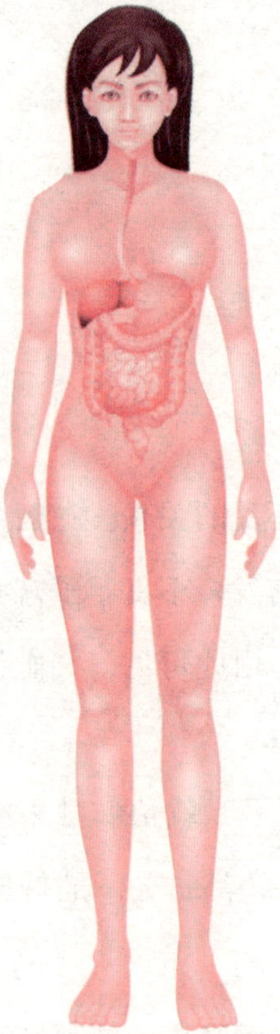

弱，气血亏虚，中气不足，就会导致固摄无力，内脏下陷。所以说，在治疗子宫脱垂时，要健脾胃，补中气，益气血。驴胶补血颗粒由党参、白术、黄芪、熟地、当归、阿胶等中药组成，有补脾、补气、补血三重功效，配合使用子宫托及腹部肌肉锻炼，能够有效地改善子宫脱垂的症状，对手术后的恢复也有良好的作用。

此外，久坐不动的女人也可能出现气血不行，一般在夏季，天气十分炎热，特别容易导致女人的脏腑功能失调，继而引起气滞血瘀，所以，夏天也成为广大女性朋友们子宫肌瘤的高发季节。而办公室女性由于久坐导致气血不畅，使她们成为了肌瘤的最高发的人群。此外，子宫肌瘤还和女性的情绪、压力等有关，一旦肝郁气滞，就容易出现气滞血瘀，即形成包块。

女人的宫寒症也与气血不足有一定关系，虽然导致宫寒最直接的原因，一般还是长期的肾阳不足、受凉，以及没有做好充足的防寒保暖的措施。

气，就好比是人体的汽油，是让人体器官发挥功能的动力。在生理上具有保持活力、温暖人体、防御外邪等功能。气可以推动人体五脏六腑的运行，让我们的身体保持正常运行，以防御各种病毒的入侵。而且，如果女人们在冬季懂得养血补气的道理，就会不畏惧严寒，同时，也能有效地预防在天冷的时候感冒了。

女人养血，先从调经开始

中医学上认为，女人养生应当遵循“以血为本”。只有气血充足了，女人才能面色红润，头发乌黑亮泽，容颜青春靓丽。

人的嘴部以及面部是统帅诸阴经、主生殖的“任脉”循行之处，脸色的荣枯，更与任脉的气血盛衰有着直接的关联。对女人来说，养血的重点却在于调经。而子宫是产生月经的器官，所以，女人要想月经正常，在经期不用吃苦受罪，就要照顾好自己的子宫。

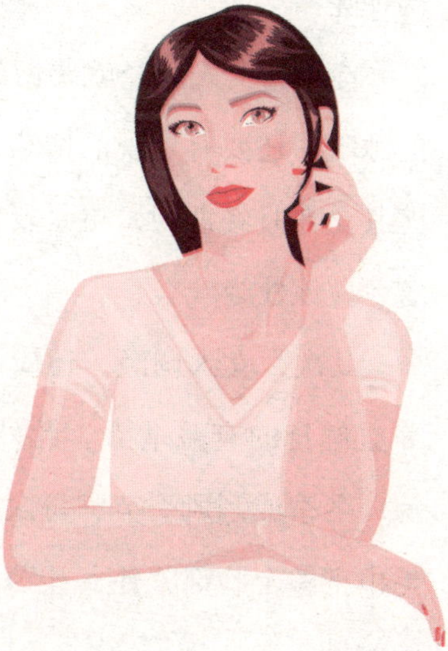

女人从步入青春期开始，每个月通常要排出经血60~100毫升，一生中约排出25000毫升。大部分的女人都要经历怀孕、分娩、哺乳的过程，这些都与“子宫”和“血”结下了不解之缘。

大多数女人都有贫血的现象。即使是正常的女人，血液中的红细胞和血红蛋白也要比男性的少多了，仅为男性的4/5。所以，女人如果不善于养血调理，就会出现脸色萎黄、唇甲苍白、指甲松脱变形、头发干枯、头昏目眩、心悸失眠等血虚的现象。严重的患者，还会出现子宫等各个器官组织功能的减弱，继而过早地出现皱纹与白发，导致女人容颜憔悴，未老先衰，往往年纪轻轻的就出现了“老态”。所以说，呵护子宫健康是女人养颜的关键，而养血更是首要任务。

调经对女人养血有着极其重要的意义，对那些平时月经量比较多的女人来说，一定要在医生的指导下及早进行治疗。比方说女金丹、人参养荣丸、八珍益母丸、乌鸡白凤丸、安神丸等中成药，对女人调经、养血、驻颜都有着独特的功效，女人可以在医生的指导下选择性地进行服用。

此外，位于双足内踝上3寸、胫骨内侧后缘的三阴交穴，是脾肝肾三条阴经经脉交会的地方，是养血调经的常用有效穴位。女人可以用手指点按该穴，使其产生酸胀感。这对治疗功能性子宫出血、月经不调、痛经等多种病症具有很大的功效。对于那些体质偏虚寒的女人，可将艾条点燃，再对准穴位悬灸，每次10~15分钟，以局部温热为度。长期坚持则有强身健体以及美容养颜的功效。

除了用以上几种方式来养血调经之外，在平常的生活中，女人又该如何调理呢？

首先，女人调经就要做到有规律地生活。要注意劳逸结合，要保持充足的睡眠。还要有乐观的情绪，尽量避免多愁善感。要注意保暖，切忌贪凉，尤其是在月经期间，更是要做好保暖的措施。烟酒及浓茶对女人的身体都有害，应该杜绝。

其次，女人调经，还应当加强体育锻炼，多参加户外活动等。这些都是养血健身的有益举措。此外，女人还应常用冷水或温水洗脸，加强耐寒锻炼；冬季或刮风季节，每次外出回家，应该及时洗个热水澡，可以用温湿的毛巾把整个脸部蒙住，让蒸汽能充分地湿润面部，以达到促进面部血液循环的效果。

另外，女性调经还需在饮食上进行调理，千万不能为了追求苗条的体型而盲目节食、为了追求骨感美而使膳食营养得不到平衡的供应。总之，女人调经就是要保持合理的饮食营养，平时要多吃点富含蛋白质和维生素C的食物，还要适当地补充铁。西红柿及山楂、橘子、鲜枣等食物中含有丰富的维生素C，是女人的最佳食物，能够抑制面部黑色素的形成，并能使沉着的色素减退。同时，还可以交替服食一些具有调补作用的药膳，如阿胶红糖糯米粥、桑葚菠菜粳米粥、莲子桂圆汤、猪肝粥、当归羊肉汤、杞子红枣煲鸡蛋等。补血养血，使女人的青春常驻，子宫更健康！

判断气血是否充足，看这里！

很多女人一生都难以摆脱“气血不足、气虚血亏”这个梦魇：每当天气凉下来，就手脚发冷，连头发也长得比别人慢，还总是嗜睡、贪睡，并且吃东西也特别容易塞牙缝。然而，绝大多数的女人却已经把这些生活小细节，当成了一种习以为常的事情，根本就没有意识到这些症状都是气血不足的表现。

如果把我们身体当成是一株植物的话，那么气就好比是阳光，血就好比是雨露，在气血的共同作用下，人的身体才能茁壮成长。在这一点上，不仅对整个身体是如此，女人的子宫也更是如此。专家指出，气、血能够在人体的一些细节上表现出来，只要我们能分辨出那些小细节，就能认清各个脏腑中，包括子宫中气血的运行状态，这对女人预知疾病、保持健康具有特别重要的意义。

所以说，女人要想有个健康的子宫，还得保持充足的气血。女人身体的各个部分都藏着健康的密码，只有解读好这些密码才能对症下药、呵护好自己的健康。

判断女人是否气血充足，可以看看身体以下几个地方的状况：

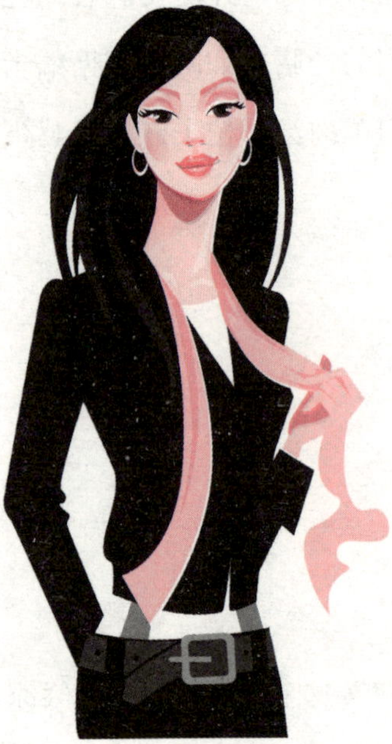

一、眼睛。主要是看眼睛的色泽和清澈度。一般情况下，小女孩的眼睛都特别清澈，“人老珠黄”一般都是形容神色渐衰的老女人。女人只有眼睛清澈明亮、神采奕奕，才是气血充足的。如果眼睛里有很多白色的混浊物或者眼睛发黄、眼睛干涩、眼皮沉重，则表明了是气血不足；如果两眼呆滞且晦暗无光，则是气血衰竭的表现。

二、耳朵。都说耳朵是人体的缩影，几乎所有脏器的变化都能从耳朵上表现出来，所以，女人的子宫也不例外。人们常说“耳朵大是有福之人”，而科学的解释是：耳朵厚大的人，是气充足的表现；耳朵薄而小的人，多半是气亏虚的体现。

如果耳朵的颜色比较淡白，则可能是患了伤风感冒或者是阳气不足所致的；如果耳朵红肿，则多半是“上火”的表现；若耳垂上有一条明显斜线纹，则是心气虚；若有耳鸣和耳聋的现象，则说明是气虚。

三、头发。头发与肝、肾有着密切的联系。如果肝血充足，那么头发就能有充足的供血。头发早白是肝血肾气衰落的体现，有些女人年纪轻轻就长出了白发，并伴有脾气不好、容易发火的现象，这多是因为肝郁血热；如果还伴有睡眠不足、腰膝无力、耳鸣等现象，则表明了是肾气不足。如果头发大量脱落，而且头发越来越稀疏，则有可能是整个身体的气血出现了问题。

四、手。手的温度是气血最直接的表现。气血充足的女人的手总是温暖的，而如果手心偏热或者出汗或者手冰冷，这都是气血不足的体现。如果手指指腹比较扁平、薄弱或指尖细细的，都是气血不足的体现，如果手指指腹饱满且肉多有弹性，则表明了气血充足。

人的手指甲上都有个半月形的“小月亮”，正常情况下，除了小指应都有半月形。如果手指上没有半月形或只有大拇指上有半月形，则说明了这个人体内的寒气特别重或者气血不足。

五、皮肤。主要是看皮肤的光泽、弹性和皱纹。皮肤与肺的关系非常密切，如果一个女人的皮肤白里透红，有光泽、有弹性、无皱纹、无斑，那么，她是气血充足的。反之，皮肤粗糙，没光泽，发暗、发黄、发白、发青、发红、长斑的女人身体状况不会很好，多半是气血不足。

六、牙齿。人的牙齿与肾存在着一定的关系，如果一个人出现了牙齿稀疏、牙齿松动、齿根外露等问题，则是肾气亏乏的表现。牙龈萎缩则代表气血不足，当你发现牙齿的缝隙变大了，越来越容易塞牙，就要多加留意自己的身体状况了。

七、声音。人的声音也是气血的代表。气血充足的人声音洪亮有力，这也是肺气充足的重要表现。气血不正常，人的声音也会表现出来。如肝气过盛或肝阳上亢的人常大呼小叫；肝气郁滞的人，会长吁短叹。

此外，气血不足从睡眠中也可以看出来。如果你睡得很快，而且睡眠也深沉，呼吸也均匀，能一觉就睡到自然醒，那么则表明你的气血很充足；如果你入睡特别困难，且易惊易醒、夜尿多，呼吸深重或者还打呼噜的话，则是气血亏虚的表现。而且，爱睡觉也是气血虚的表现。

中医建议，气血不足的女人应该及时进行调理。倘若没有典型病症，可以选择喝鸡汤补气；或者用党参或黄芪15克，煎水服用以至于补气。当归则有补血的功效，适用于血虚的女性朋友。

当心！这些现象表明了气血不调

从上述对气血知识的了解中，我们明白了：女人养子宫就是要养气血。如果气血出现了紊乱，将会严重威胁到女性的健康与美貌。所以说，调养气血，应该是女人必做的功课。女人，切不可神经大条，要及早发现自己是否气血不调。气血不调不一定要专业的医生才能诊断出来，日常生活中有很多症状就已经在向女人们鸣响警钟了。

很多女性朋友不禁会这样问，我们本身不是医生，身体出了问题怎么能及时意识到，要如何才能对自己的身体“先知先觉”，意识到自己有没有气血不调呢？其实，女人要想做到“先知先觉”并非是一桩难事，只要你能对自己更上心一点儿、关爱再多一点，再体贴一点就可以了。如果发现自己的身体出现了以下几类情况，则表明是气血不足了。

1.脸色发白或者比较暗淡、浑身疲倦无力、头晕耳鸣、皮肤干燥、头发容易脱落、指甲易裂。

2.说话中气不足或有气无力，经常觉得疲惫不堪，懒得说话。

3.出现经常性的心悸或者胸闷，或出现阵发性的心胸疼痛，嘴唇的颜色暗淡，舌头发紫。

4.四肢极易麻木，甚至疼痛，手脚容易发冷或莫名地发热。

5.食欲减退、恶心呕吐、腹胀腹泻、嘴角容易皲裂。

6.月经的流量过多或者过少，甚至还出现闭经的现象。

以上的现象就是气血不调的症状，女人如果出现了以上某种或者几种现象，那就得特别注意了，因为这是身体向我们发出的警示。

当出现这些症状后，女人的当务之急就是要疏通气血、补足气血。首先应该从饮食上着手，多加调理，利用食物的特性来帮助自己恢复气血。气虚则补气，血虚就补血。补气的药物有人参、黄芪、党参等；养血、生血、补血的药物有当归、阿胶、熟地、桑葚子等；此外，气滞的患者需要通气，通气的食物有山楂、玫瑰花等；血瘀的患者需要活血，活血的食物有藕节等。

气血不调的人还应当加强体育锻炼。现代很多的女人都缺乏正确的锻炼，大多数都是静多动少，这就很容易造成体内气血瘀滞和运行不畅，接着，身体也会出现各类不良的反应，所以，女人必须得加强锻炼，才能让气血畅通。

总之，健康是女人在日常的生活中一点一滴积累起来的，只要女性朋友能够在细微的问题上稍加留意点，就能妥善保护好子宫，我们的健康也就能前进一大步！

便秘，身体气血失调的表现

根据研究表明，经常便秘的女人，很容易诱发宫颈癌。事实上，常常便秘，是女人气血失调的表现。要改善这种状况，就必须从养气血开始。

便秘是很多女人的难言之隐，很可能她们每天都会去厕所例行公事，没想到却总是无功而返，浪费时间和精力不说，最重要的是对子宫健康也存在着极大的威胁。

一般情况下，造成便秘的原因是多方面的，大体上来说，可以分为偏实和偏虚这两大类。所谓偏实，就是指有的女人本身体质比较壮实，再加上吃多了辛辣的食物，或者是上火之后，身体里面多余的火气烤干了大肠的水分所造成的。这种便秘主要是发生在年轻人身上，一般只要清清火气就可以解决了。

而另外的一种便秘就是偏虚的便秘，也就是气血两虚所造成的大肠传送无力和肠内干燥。这种便秘以前只是发生在年老体虚的人群之中，但是，现在不少年轻的女性也因为节食减肥而出现这种状况。

体虚导致的便秘可不能按照传统的方式，用番泻叶、大黄等泻药来治疗，而要考虑如何来补气。针对患者的不同情况，要采取不同的补气方法。有些人是肺气虚、有些人是肝气虚、有些人是肾气虚，等等，也许我们普通人不能辨别具体是属于哪种气虚，但也不是一点办法都没有的，红薯就是一种五脏之气都能补充的神效食物。

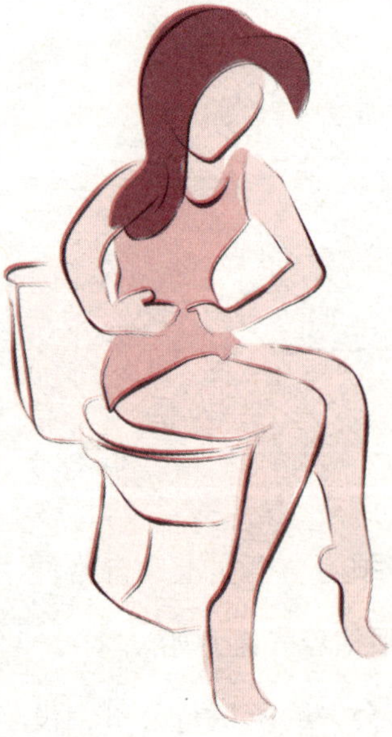

经常便秘的女人可以每天买点红薯，洗干净了，连皮切成小块，和大米一起煮粥喝，喜欢吃甜粥的不妨加点白糖，不仅美味，而且用不了几天，体虚导致的便秘问题就能得到缓解。当然，也不是单纯地吃红薯，粥还是有讲究的。因为粥本身也是一味“药”。它既能润肠通便、扶正固本，又易于消化，不加重肠道负担。煮粥的主料是大米或糯米。大米味甘性平，归脾胃经，能益脾和胃；糯米甘温，入脾胃肺经，补虚、调血、润肺、暖胃、健脾。

另外，如果女人们吃腻了红薯粥，还可以换个口味喝紫苏杏仁粥。可以去药店买紫苏子和甜杏仁，每次各取一些捣烂，加水调成汁，去掉渣滓后，与10倍量的大米一起煮成稀粥，一天内喝掉，也有润肠通便的效果。紫苏子性味辛温，归肺、脾经，具有下气消痰、润肺、宽肠的功效。甜杏仁味甘性平，归脾、肺、大肠经，功效是润肠通便、润肺化痰。这款粥还特别适用于产妇和病后体质虚弱之人的大便不通。

此外，便秘跟子宫较大和体内激素也有一定的关系，妊娠期间膨大的子宫压迫直肠和妊娠期体内激素的改变，使肠蠕动降低，可以造成孕妇便秘。所以，除了补充气血之外，容易便秘的女性还要注意以下几点：

1.生活要规律，要有充足睡眠，养成每天排便的良好习惯。

2.平时要多吃水果和粗纤维食物。

3.每天早上喝一杯凉开水或牛奶会促进肠蠕动，有利于大便的排出。

4.如果便秘严重，如6~7天还不排便或虽只有3~4天不排便，但腹胀厉害，患者感觉特别不舒服，则要去医院诊治，怀孕期间的女人千万不能自己服用泻药，必须在医生的指导下服用。

早上“拍拍手”补气，晚上“泡泡脚”补血

养气血是女人养生永恒不变的话题之一，可以说，女人养生，最主要的便是要做到补气和养血。在日常生活中，女人要养成两个好习惯，才能保持机体的气血充足，让子宫愈加健康。那就是要做到：早上拍拍手，晚

上泡泡脚。

某一个周末的清晨，一位女士和老公携手到公园去散步，无意之中看到一群中老年人正在拍手，一边拍着一边还喊得很是带劲儿。忽然，她心里头也是痒痒的，就不知不觉地跟着她们拍起手来了。老公直呼："邪门了！"拍了一小时的手，让她这个多年来都积极健身的人都感到了前所未有的挑战。于是，接下来的几个早上，她都拉着老公去公园比试看谁拍手拍得久。

一个星期后，公司的同事们都说她瘦了！但她自己却感觉不是那么明显，想了想，她平时的生活也没有什么变化呀，就是拍了几天的手而已。回家后照镜子，确实觉得脸是尖了一点儿，腹部也收紧了不少，身段的曲线也更加明显了。她特别高兴，于是，一有时间就坚持着拍拍手。

拍手竟然会有如此神奇的功效，这是为什么呢？原因是我们的手上有几十个穴位，拍手时可以振荡气脉，带动十二经脉和奇经八脉（含任督二脉）的循环，而且还能将人体内的阴寒污秽之气从手指的尖端排出。

很多疾病都是由于气血失调所造成的，血靠气来引导，气是健康的关键。气的顺畅与否会直接影响到我们的血液循环系统、呼吸系统、神经系统、消化系统、免疫系统等正常运行，拍手可以促进气血的通畅，震动阳气，推动全身气的运行，是既实惠又简单的养生大法！

那么，为什么在早上拍手会更有效果呢？那是由于早上太阳刚刚升起，天地间的阳气开始慢慢积累，人体内的阳气也随着旭日开始升发，天人合一，此时拍手可以促进阳气的升发，更利于全身之气的运行。

但值得注意的是：某些部位功能欠佳的人，可以在病灶处加长拍打的时间，一般以每处拍5~30分钟，每天1~2次为宜，还可以酌情增加拍打的次数；初患大病的人，如肩不能举、腿不能走，或被医院诊断为牛皮癣、心脏病、高血压、糖尿病、癌症等患者，建议从头到脚拍，拍双肘、双膝及其相应病灶部位，可拍打一小时以上，每天1~3次，待病情缓解后再酌情减少拍

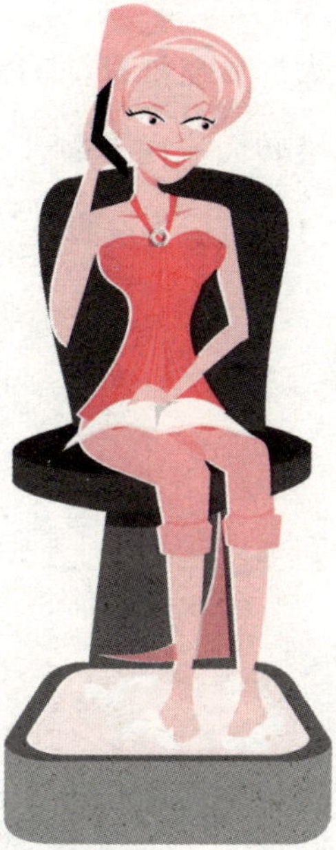

打时间。

晚上泡脚又有什么功效呢？作者有一位女性朋友是学医的，她一年四季都会泡脚。并常常对我们说：“在中医学的理论中，有关于一年四季沐足‘春天洗脚，开阳固脱；夏天洗脚，暑理可祛；秋天洗脚，肺润肠濡；冬天洗脚，丹田湿灼’的记载。现代的科研也证实，人的双脚上存正在着与各脏腑器官对应的反射区（位），刺激这些反射区，可以促进人体血液循环，调理内分泌，加强人体器官功能，获得防病治病的保健效果。”

俗话说：“晨起皮包水，睡前水包皮，健康又长命，百岁不称奇”，皮包水是指晨起喝水，水包皮指的是睡前洗脚，晨起喝水和睡前洗脚是养生保健的良好要领。我的这位朋友也是严格遵守着这条养生的格言。我们在她的耳濡目染之下，也渐渐养成了睡前泡脚的好习惯。确实，“热水洗脚，胜吃补药”。很长一段时间，我坚持着天天泡脚15分钟，很快，胃痛的症状就有了改善。

朋友解释说：“足部是足三经、足三阳经的起止点，与全身一切脏腑经络均有密切关系，用热水泡脚，可以起到调解脏腑功能、加强体质的作用。”但是，泡脚也是有讲究的，否则就发挥不出其有用的功效。

在我们的再三请教下，朋友和我们分享了她的泡脚心得：

首先，也就是最关键的便是水温，水温不宜过高也不宜过低，以40℃最佳。其次是泡脚不宜过长，以15~30分钟为宜。在泡脚过程中，由于人体血液循环加快，心率也比平常快，时间太长的话，会成为心脏的包袱。另外，由于更多的血液会涌向下肢，体质健壮者也可能会因脑部供血不足而感觉头晕，严重者甚至会发生昏厥。其中，心脑血管疾病患者、老年人应特别注意，假如有胸闷、头晕的感觉，应及时中止泡脚，马上躺在床上歇息。

还有，饭后半小时也不宜泡脚。吃完饭后，人体内大部分血液都流向消化道，假如饭后立即用热水泡脚，本该流向消化道的血液转而流向下肢，日久会影响消化吸收而导致营养短缺。因此，最好吃完饭过1小时后再洗脚。

胖要补点气，瘦要补点血

正所谓燕瘦环肥，自古以来，女人的体型就有胖有瘦，真可谓是千姿百态。女人胖得恰到好处，是一种丰腴美；女人瘦得恰到好处，是一种骨感美。但万事万物都讲究“适可而止，过犹不及”。女人太胖或者太瘦都是不行的，不仅毫无美感可言，还可能是一种病态。

中医学上认为，人太胖是气虚所致、太瘦是血虚所致。所以，女人补气血最关键的就是要牢记这个六字的原则：胖补气，瘦补血。

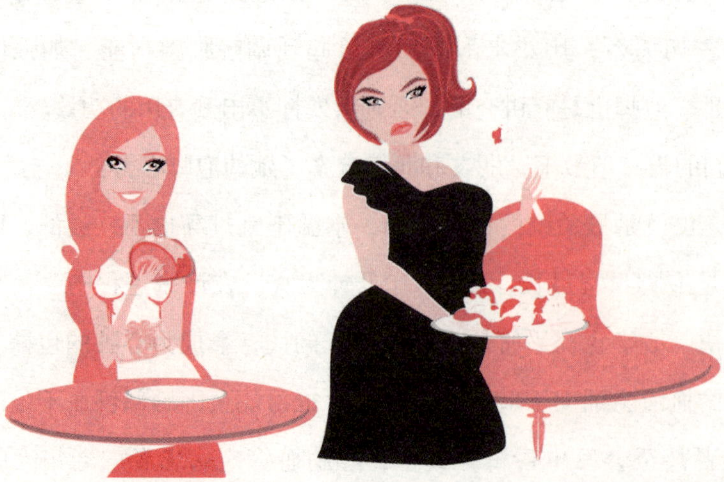

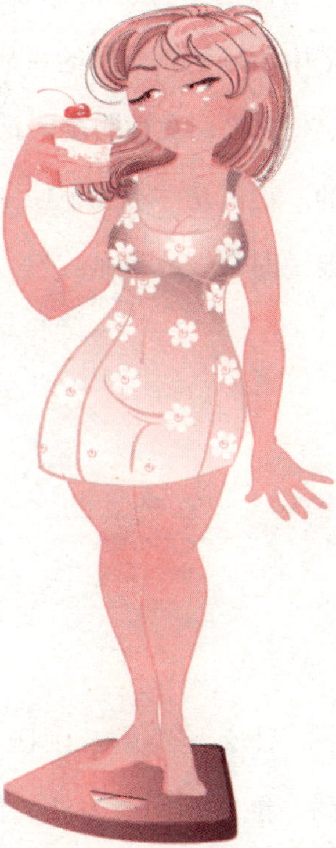

一个人，气不足便会发胖，血不足便会变瘦。所有的女人都不希望自己成为一个大胖子，或者极瘦，风一吹就倒了。所以，对于一个女人来说，平衡气血总的思路就是胖了补气，瘦了补血。气血平衡了，胖子也会变得苗条起来，瘦人也会变得丰满，而且身体里面的各种不适感也会自动就消失了。

女人贫血或者气血不足容易患子宫肌瘤，所以，女人要想照顾好自己的生育“后花园”，在平常生活中，就要下意识地补充气血。传统中医理论认为：病不在治，而在于调理气血。所以，中医把看病叫作调理。

那么，女人应该如何调理，才能让全身的气血保持平衡呢？中医学上认为：胖要补气，瘦要补血。一位女性朋友本来是找中医减肥，那中医便以补气为主，几个月之后，不仅体重减轻了，令人没想到的是，患了七八年的脂肪肝也被调理好了。又比如，一位瘦子的肝不好，她来找中医调肝，中医便给她补血，几个月之后，她的肝不仅好了，而且十几年的老胃病也消失了，人也胖了起来。病人那个高兴啊，比得了一笔横财还幸福。

现在很多医生遇到的病人基本上可以分为两类：一类是胖子；一类是瘦子。而不胖不瘦的病人，医生遇到的却越来越少了。

胖子来了，医生便会给她一套补气的养生方案；瘦子来了，医生就给她一套补血的养生方案。开始，一些病人不以为然，这个人说：“医生啊，我是来找你治脑卒中的，你怎么给我补气减肥呢？”另一个人说：“医生，我是来治胃病的，你怎么给我补血呢？”医生会说：“你们先去试试吧！这些东西都是你们经常吃的食物，没有任何不良反应的。”结果往往是胖子的脑卒中治好了，瘦子的胃病也不再犯了。

总之，女性朋友要记住一件事，那就是，一个健康的人，身体形态是适中的，也就是“不胖不瘦”。如果出现了肥胖或瘦弱，那必然是健康出了问题，要及时补气或补血。

经络通畅，气血才能健康顺达

什么是经络？中医学上认为经络是经脉与络脉的总称，是人体气的通路。能起到沟通内外、贯穿上下、联系左右、网络周身的作用，将外在筋、脉、肌、皮、五官、九窍与内在的五脏六腑等连成统一的有机整体。所以说，只有经络通畅了，气血才能得以健康地运行。

可以说，如果把气血比喻成水，那么经络就是专门承载和运输气血的渠道了。气血中所蕴含的先天的元气和水谷的精微，会沿着经络的线路到达人体的各个器官、毛发、唇甲中去，为它们提供了充足的营养。但是，如果经络这条渠道被堵塞了，那么，即使你有充足的气血，也只能被堵在一边，而到达不了目的地。所以，要保证人体的气血充足，必须保持经络畅通。

那么，如何才能确定自己身上的经络是否通畅呢？一般来讲，可以参考以下几个方法进行检查：

1.身上的肉捏着是否会痛。用手捏你身上的肉，包括腿上的胃经、胆经、肝经、肾经，上臂的三焦心经、小肠经的部位，只要感觉痛，那么你肯定是经络不通了。还有些朋友，后背像一块板一样硬，别人稍微捏一下，就生痛生痛的，这说明他后背的膀胱经堵住了。这样的人，会一天到晚的感觉特累，特疲倦。

为什么这么说呢，它有什么道理吗？中医认为，通则不痛，痛则不通。捏着肉痛，那就说明经络不通了。

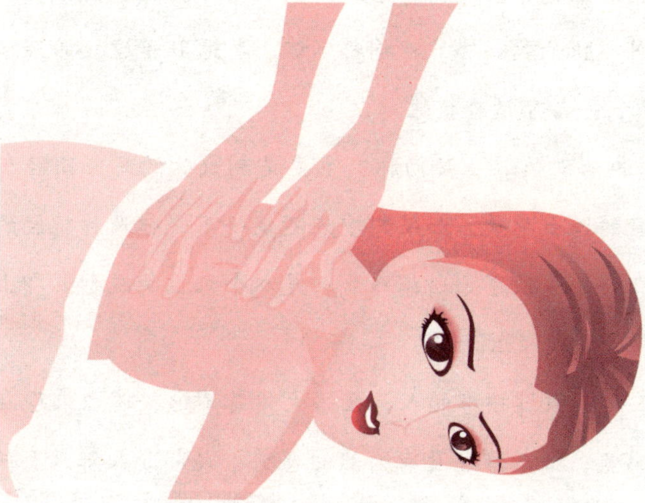

2.是否有明显的过血现象。很多人可能有过这样的感受，你用一只手攥住另一只手的手腕，一定要攥紧，当过一分钟左右的时候，你会看到被攥住手腕的手掌逐渐从红色变成了白色，而当你突然松开的时候，你会感觉一股热流一直冲到了手指尖，同时手掌也会从白色变成红色，这种现象就称为过血，这说明你的经络是通的。

对于手掌而言，你很容易了解到过血现象，但你的下肢、你的脚是否有过血现象呢？这就不太好做了。在现代社会，有不少的女性朋友有手脚冰凉的症状，这说明气血亏得很厉害，无法到达肢体末端。那怎样知道你的下肢是否过血呢？可以让别人帮忙，压住你的股动脉，大约一分钟以后，猛地松开手，看看你的血能否冲到脚趾尖？最好的情况是能冲到脚趾尖，而且过血的感觉是呈圆桶状，前后腿一起过。但很多人都过不了膝盖。但凡这种人，都需要好好打通经络。

3.平躺的状态下肚子是否会塌陷。肚子上集中了人体很多的经络，因此，这个位置的经络是否通畅非常重要。那怎样的肚子代表这里的经脉是通畅的呢？除了手捏着不痛之外，还有一点就是肚子要塌，什么叫塌呢？就是平躺在床上，要能显出肋骨来，往肚子上浇点水而不会流，这样的肚子才叫好肚子。有句话叫：肚子软如棉，百病都不缠。打通肚子这段的经络，主要靠的是刮痧和按摩，一般不适合拔罐。

4.搓八髎脚会发热。压股动脉，主要是测试你的足三阴经和三阳经的情况，会有明显的过血感觉。如果想重点测试一下督脉及膀胱经的情况，那么就要通过搓八髎的手法了。所谓八髎，是八个穴位的统称。即上次中下髎，分布在左右两条膀胱经上。

很多从来没有做过按摩的人，经络大体都不通，不仅表现在压股动脉，没有过血的感觉，搓八髎也没有脚热的感觉，大部分人都只有屁股热，好一点的膝盖能热，最好的才是脚能热。搓八髎的方法是用手掌快速在八髎处摩擦，刺激膀胱经和督脉。这只是一种热感，而不是过血的感觉。

如果你的上述四点都能做到了，那么就说明你的经络是通的。这个时候，你进补的东西，身体才能吸收。否则的话，你吃的东西再好，包括你吃的药，保健品，作用都会大打折扣。现在绝大多数的慢性病人，经络基本上都是不通的。因此，一切治病的手段，要从打通经络开始。

这些通经络方法安全又有效

经络，是个非常奇妙的东西。虽然，在现代医学上，经络的说法还非常虚玄，但一些敏感的人在针灸时，还是能够感应得到。但一说到经络的实质，人们又往往觉得它既看不清又摸不着，就连现代先进的医学仪器也透视不出来。

其实，经络是体内的一种景象，只有通过内视才能看得清楚。而内视又必须得在静止的状态下才能获得，通过静坐调息，我们可以感知气机在经脉中的循环。当静坐到了一定程度时，下腹的丹田位置，就会有一股热气循着经脉的走向，自然而然地循环往复。

所以说，静坐是打通经络的最佳方式，完全靠精神内守，使气机自然而然地融会贯通，这样才能化解郁积之处。这是一种长久有效的通经络方式，比起推拿、针灸等外界方式要高明多了。除了静坐之外，以下几种全身性的通经络方式，也是既常用又实在的方法，女性朋友不妨多试试。

1.头部点穴。点按风府穴：双手掌根贴于耳后，双手中指弯曲，以指尖点按头后正中线的风府穴约1分钟，力量适中。风府为督脉穴，常按此穴可以防治头、颈疼痛，能预防脑卒中。

点百会、四神聪：双手掌根贴于头的两侧，然后用双手中指指腹依次点按头顶百会穴和四神聪穴，1~3分钟，力度适中。百会为督脉穴，四神聪为外经奇穴，头为诸阳之会，常按这两个穴位，可以防治头痛、眩晕等症状。

点太阳穴：以双手中指指腹分别点、揉两侧的太阳穴，点法和揉法相结合，约1分钟。

点人中：以左手中指指腹按人中穴。人中又称水沟，是督脉穴，点按此穴可醒脑提神。

2.十指梳搔头皮法。头是“诸阳之会”，脑是髓之海，是诸阳经气的会聚之所。每天早晚，双手五指分开如爪向后梳挠前额发际至枕后发际各60次。这种方式可以促进血液循环、防治脑血管病变。

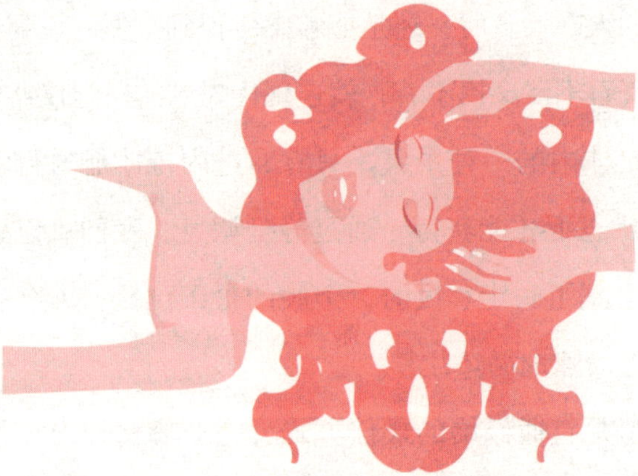

3.搓揉耳郭法。“耳为肾之窍”，肾开窍于耳，耳为六条阳经经脉的汇聚之处。首先用掌心旋摩耳郭前面10次，然后水平方向摩擦耳郭前面和后面10次，使耳郭发热，有烧灼感为宜。每天早晚各60次。

4.搓掌揉脸法。每天早晚双手搓掌至发热，揉面部各60次，这样能激发面部的气血，使面部充盈红润，面部肌肤更有弹性，这种方式能防老祛皱，让女人精神焕发。

5.颈项部按摩法。颈项部是人体经脉通往头部和肢体的重要通道。每天早晚按摩各60次，这种方法有防治颈椎病、血管性头痛、脑血管病的功效。

6.叩齿弹舌法。齿属肾，“肾主骨，肾气虚，齿不健，八八则齿发去”。

老年人常叩齿则健齿，齿健则福。每天早晚叩齿各60次，可健齿、防牙病和牙齿脱落等。“心开窍于舌”，舌为心之苗。每日早晚弹舌各60次，弹舌是对脑的良性按摩，有健脑护脑之功。

7.肩胛部按摩法。肩胛部是手足之三阳经脉交会之处，每天早晚各按摩60次，能防治肩周炎、颈椎病。

8.上肢部按摩法。上肢部是“手三阴手三阳之脉”的要道，是内连脏腑外络肢节的重要部位。每天早晚各按揉60次，即从上内侧腋下（极泉穴）至腕部内侧（内关穴）；从外侧腕部（外关穴）至肩部（肩井穴）。这种方式有疏通上肢经脉、调和气血等功效。

9.胁肋部按摩法。胁肋部位为肝胆经脉交会处，每日早晚按揉60次，有疏肝理气、清肝利胆之效，对治疗肝胆疾病和岔气、肋间神经痛有效。

10.腹部穴位按摩法。腹为任脉经过之处，每日早晚双手重叠放在脐部（神厥穴），上下左右顺时针方向按揉60次，然后再以同样手法逆时针方向按揉60次，可改善消化系统、生殖泌尿系统的功能。

11.腰部按摩法。“腰者肾之府”，肾为先天之本，肾主骨藏精。每天早晚按摩腰部（肾俞穴、命门穴等），使腰部发热，则能强肾壮腰。

12.骶尾部按摩法。骶尾部是人体的“大树之根”，按摩骶尾部八髎穴和长强穴，每日早晚各60次，具有治疗腰骶痛、改善性功能之疗效。

13.下肢部按摩法。下肢部位为“足三阴足三阳”之脉的要道。每天早晚拍打由下（三阴交穴—悬中穴）向上（足三里—阴陵泉）和股下段（梁丘穴—血海穴）至股上段（风市穴—环跳穴），如此反复拍打60次，活血理气、舒筋通络、调理脾胃的效果极佳。

学会见招拆招，让你远离痛经

“做女人难，做个健康美丽的女人更是难上加难。”这是很多女性朋友们的共同心声。现在，很多女人一遭遇“大姨妈”的光临，就小腹绞痛不已，同时还伴随着头痛、脸色发白、恶心想吐、手足冰冷等症状，简直让女人们痛不欲生。大家都想甩掉“大姨妈”来访期间的种种不适，却苦于没有良方，有的女人甚至还与病痛结下了多年的不解之“缘”。所以，女人普遍把痛经当成是痛苦指数最高、最难以忍受的病痛之一。

什么是痛经？痛经就是指在经期前后或者行经期间，出现周期性的小腹部疼痛或胀痛，此外，还伴随着恶心呕吐，从而影响到日常生活或者工作，这就叫作“痛经”或者“经行腹痛”。具有原发性和继发性痛经之分。一般来说，原发性痛经是指月经初潮即开始痛经者，可能是由于子宫发育不良、子宫颈狭窄等引起的现象；继发性痛经则是由子宫内膜异位症、慢性盆腔炎等疾病所引起的。

严重痛经者表现为面色苍白，恶心呕吐，甚至昏厥，一般来说，只要经血下行通畅，腹痛便能缓解或消失，痛止后患者感觉全身乏力。女人在面对痛经时，要学会见招拆招。中医学上把痛经分为实证和虚证两大类，临床医学上以实证为多见，是一种妇科急诊的常见病。通常情况下，原发性痛经以青春期或者未婚者多见，继发性痛经以育龄期妇女多见。

痛经主要是由于情绪起伏大、经期受寒、体制虚弱或产妊过多等导致冲任不调，气血运行不畅。可以分为肝气郁结、寒湿凝滞、湿热阻络和气血虚弱四大类型。针对这四大不同的类型，可采取各个击破的方法来对症下药。

肝气郁结型表现为经期抑郁或者情绪不佳。这是由于肝失疏泄，气血失和而瘀滞，不通则痛。这个类型的女人在经前或经期会出现小腹胀痛，经色暗红或经前乳房胀痛的现象，甚至有些人还会胸闷胸痛。这类痛经现象通常要以疏肝理气，调节止痛来缓解。下面的三种食疗方法可以减缓肝气郁结型痛经现象。

1.月季花冰糖茶。需要月季花6克，冰糖适量。把月季花洗净放入茶杯中，倒入适量的开水，把茶杯盖上，再浸泡10分钟，再把冰糖压成粉末，放入茶杯中用勺调匀即可饮用，以每天早、晚各饮一杯为宜。月季性温味甘，有活血调经、消肿镇痛等功效，所以特别适合气滞血瘀引起的痛经患者服用。

2.桃仁川芎羹。需要桃仁9克，川芎6克，枳壳9克，水淀粉少许，白糖适量。将桃仁、川芎、枳壳准备好，再加入适量的清水，煎熬十几分钟后，去掉药渣，留汤待用。再把水淀粉放入锅中与药汤一起调成羹，放进白糖调匀即可食用，每天早晚各饮一次。桃仁、川芎、枳壳都有活血的功效，这三味药用在一起，更有理气化滞，行血通经的功效，对于气滞血瘀引起的经期腰痛、腹痛、乳房胀痛等病症大有裨益。

3.小米菠菜粥。需要小米50克，菠菜75克，食盐适量，先把菠菜去根清洗干净，切成小段后放到开水锅中焯熟，捞出沥水放进碗里备用，再把小米淘洗干净，放进锅中添加适量的清水熬粥，等粥熬熟时再放入菠菜、食盐，调匀后即可食用，每天早、晚各食一次为宜。这道菠菜粥制作简单不繁琐，但是其中所具有的活血化瘀之功效却不容小觑。

凝滞型痛经是由于经期饮冷受寒，导致经血凝滞胞宫。这种情况经行时会感觉小腹冷痛，月经量特别少而且不畅通，经血颜色暗黑，还有血块，同时还伴随着肢冷畏寒、面色苍白，大便溏薄等症状。这种现象宜和营温经，调经止痛，这样才能让女人早日摆脱痛经，下面，我们来看看凝滞型痛经应如何见招拆招：

1.当归粥。准备白米50克，当归3克，鲜姜10克，红糖适量。将当归和鲜姜放入锅中，加入适量的水，煎熬20分钟后去渣留汁，再把白米清洗干净放入药汁中，用大火煮开再改用小火把米煮烂熟，然后加入适量的红糖便可以了。用量以每天早晚各食一次为宜。当归粥具有活血补血、散寒止痛的功效。但凡经期受寒腹痛、血虚体弱或月经不调的女人，都可把它作为食疗的佳品，经常食用还能让女人脸色红润。

2.干姜糖汁。需要干姜10克，红糖适量。先把干姜去皮洗干净，然后切成碎末放进碗中，再加入适量的红糖及开水，调和成姜汤即可饮用。干姜性温味辛，具有散寒邪、温肾脾的功效，对因寒凝所致的痛经患者有很好的食疗作用。

湿热阻络型痛经一般情况下是湿热之邪滞留胞宫、胞脉，阻碍气血运行所导致的，行经前或行经时小腹胀痛非常明显，月经量可少也可多，呈紫红色，质稠秽臭，还伴有便秘或者排尿呈黄色的症状。如果女性朋友们觉得自己是上述症状，则可以试试用些清热除湿，化瘀止痛的膳食。

1.冰糖槐花茶。需要10克槐花，9克元胡以及少许冰糖。首先将元胡入锅加适量清水，置火上煎十几分钟，去药渣留汤。再把槐花放到杯中用药汤沏泡，放入冰糖调匀，代茶饮用。槐花性味苦、微寒，有凉血祛热作用，元胡活血止痛，两者相辅相成，因此对血热瘀结的痛经女人具有一定功效。

2.鲜藕丹皮汁。准备100克鲜藕，9克丹皮以及少许冰糖。把鲜藕清洗干净去皮切丁，然后放到榨汁机中榨好汁，倒进杯中备用，再把丹皮放入锅中加少许清水，上火煎成药汤，去渣，凉后再倒入鲜藕汁，加入碎冰糖，即可食用，以每日两次为宜，鲜藕丹皮汁具有清热活血的功效。

气血虚弱型痛经常见于久病、大病、失血伤气，气血运行迟缓，胞宫失养的女性。这种痛经现象，多发生在经期或者经后，具体表现为小腹隐痛，面色苍白，以及体弱乏力，心悸气短，食欲不振，月经量少而且经血颜色淡而稀薄。对这类女性来说，应选择益气补血的膳食，比如牛肉、当归、人参等都是不错的选择。

除此之外，平时还应该多摄食富含B族维生素、维生素C以及维生素E的食物，如糙米、胚芽米、肝脏、柳丁、柠檬、杏仁、核桃、乳制品等，这些食物对于缓解痛经有良好的辅助功效。

虽然痛经可以从平时的饮食以及营养方面着手改善，但平日的自我调理也是不可忽视的，要保持日常生活的规律性，进行适度的运动，做到饮食均衡，要有充足的睡眠以及愉悦的心情。女人在痛经发作难耐时，可以采取适当的保温措施，例如可以抱抱热水袋缓解疼痛。如果还可以忍受，最好是做些轻松运动如柔软操，这样不但能够放松心情与筋骨，还能转移自己对经痛的注意力，继而减轻疼痛情况和情绪的波动。

特别的关爱，给特别的“姨妈”

对所有的女性朋友来说，世界上最难相处而且离不开的，不是自己“唠叨不已”的老妈，而是月月都来光顾你的“大姨妈”。如果你能把这个远房亲戚伺候得妥帖，她就会满意地准时赴约，倘若你照顾不周或者怠慢了她，她就可能胡来，让你痛不欲生。

从少女时代的初潮起，“大姨妈”就开始成为了女人生活中的常客。它也代表着女人性成熟的逐渐完善，直至18岁左右才能得以尽善尽美，如果能“保健”得当，“大姨妈”便会有其一定的周期性。一般来说，每隔28~30天就会来一次，阴道会有规律地流血，一般3~5天，月月如此，循环往复，会一直持续大概30年左右的时间，到了50岁，才会逐步进入绝经期。这时，大姨妈才会跟你告别。所以说，“大姨妈”是伴随着女人大半辈子的贴心朋友，因此，要小心谨慎地把她伺候好，这样才能焕发出女人独有的魅力，让女人永葆青春。

很多女人都深有体会，当“大姨妈”来临的时候，身体各个方面的功能都会下降，甚至会觉得自己的身体都不能被自己所控制了，总是被疲惫以及酸软无力所困扰，心情也会非常烦躁低落。所以说，好好调整情绪，保持一份愉悦的心情，是伺候好“大姨妈”的关键。女人在经期要尽可能回避那些不愉快的事情，除了学着制怒、制愁以及自我克制之外，还要能取得周围亲友的谅解与照顾。

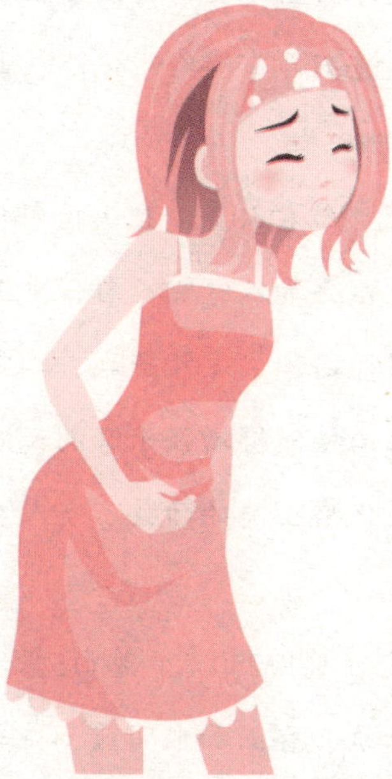

在“大姨妈”来探望你的时候，要适当地给自己放个“小假”，可以比平时多赖几分钟的床，在工作间隙中也要适当地休息休息。可以看看能让自己放松的杂志或者电影。此外，还要注意睡眠以及活动安排，要保证自己每天至少有8~9个小时的睡眠时间。活动安排也要得体，不能参加过重的体力劳动或者剧烈的体育活动，也不宜连续长时间地劳作，或者接触高温和水上作业，更别提去游泳了。很多女性朋友，在月经来临期间还乐此不疲地去游泳，这其实是很危险的，极易引起盆腔充血及细菌进入女人的身体。有些女人在“大姨妈”来临的那几天，把自己保护得严严实实，但着实没有这个必要，可以每天坚持着散步、做徒手操之类的活动，这样可以活络筋脉，促进人体的血液循环。

“热不离口，冷不沾”，这是老人家常挂在嘴边的唠叨，也是女人们一直传承的做法。女人不宜吃冷饮，不宜吃那些辛辣、酸腥等刺激性强的食物，以免引起子宫和盆腔器官充血。

关于食物，女人应该多吃点柔软和易于消化的食物，不宜吃那些油腻的东西，更不能大吃特吃，可以适当地多吃些新鲜的蔬菜与水果，平时要多喝点开水，才能保证大便通畅。下列几款食物，特别适合女人在经期食用：

1.姜汁薏仁粥。需要干姜10克、艾叶10克、薏仁30克。先把将干姜、艾叶用水煎好取汁备用，把薏仁熬煮成粥，直至八成熟的时候在放入姜和艾叶，同汁煮熟后即可食用。大家都知道，薏仁是一种美容养颜的食品，常食可以让女人皮肤光泽细腻，能消除粉刺、雀斑、老年斑、妊娠斑和蝴蝶斑等，对脱屑、座疮、皲裂、皮肤粗糙等也都有极好的疗效，而生姜具有抑制皮肤真菌的功效，两者配合起来具有润肤的强大能力。这道粥具有温经、化瘀、散寒、除湿和润肤的功效，女人在经期常食更有滋润的效果。

2.山楂桂枝红糖汤。需要山楂肉15克、桂枝15克、红糖30克。把山楂肉与桂枝装进瓦煲中，加入2碗清水，用文火煎至1碗时，再加入红糖调匀，煮沸后便能饮用了。桂枝中含有大量的挥发油，可以温经通阳、发汗解表，非常适用于血虚寒凝所引起的月经不调和痛经，再加上山楂能够增强子宫的血液循环，两者相辅相成，使得这道汤具有温经通脉，化瘀止痛的功效。女人在经期喝喝这道汤，还能让脸色越来越红润可人。

3.益母草香附汤。需要益母草100克、香附100克、鸡肉250克、葱白5根。先把鸡肉洗净切块，再把葱白拍烂，与鸡肉、益母草、香附加水同煎，待鸡肉煮熟后便可以了。益母草中含有多种微量元素，能增强女人的体质：其中硒具有增强免疫力、降低动脉粥样硬化，以及提高机体防御疾病功能的作用；锰具有抗氧化、防衰老、抗疲劳及抑制癌细胞增生的功效。所以，这道汤既能理气解郁，调经止痛，又能益颜美容，抗衰防老，是女人调经养颜的美味佳肴。

除此之外，女人在经期还得重视卫生习惯的培养，特别是要重视私密处的清洁卫生。要做到勤洗澡、勤换衣，宜采用淋浴，不宜坐浴。要及时更换卫生巾，一般来说，卫生巾的使用不宜超过2个小时，否则经血中所含的营养物质会成为细菌的天然培养基地，能产生毒素，继而引起各种不同的病症。如果条件允许，还可以在每次更换卫生巾的时候，用温水清洗一下外阴。另外，绝大多数的卫生间都比较阴暗潮湿，阳光照射不到，尤其是雨季，更加缺少阳光，卫生巾极易滋生细菌，被污染，所以零散的卫生巾要放置在干燥通风的地方，并保证有一个洁净的环境，一旦受潮就不要使用了。尤其需要注意的是，已婚的女性朋友切不可抱着无所谓的态度在经期进行性生活，不然各类妇科疾病就有可能会源源不断地找上门来。

女人必知的经期十大禁忌

月经，是女人特有的一种生理现象，俗称为“例假”。众所周知，在经期，女人们都要注意防寒保暖、避免游泳等。殊不知，以下十大禁忌，也是女人必须要知道，必须得注意的。只有了解了这些禁忌，我们才能照顾好自己的“例假”，呵护好自己的子宫。

1.在月经期间，不宜捶打腰背部。有些女人在月经前后，会有腰酸背痛的感觉，于是，常用手去捶打腰背部，这样，酸痛是暂时得到缓解了，却没想到会引来更大的麻烦。这是因为，在月经期间，盆腔充血很明显，女性会感到轻微不适，如腰酸、小腿肚或下腹部发胀、乳房胀痛、大小便次数增多、腹泻、便秘等，甚至出现疲倦、嗜睡、面部水肿等全身症状。这些都是正常的生理现象，经期过后便会自动消失，这是不需要治疗的。

但是，如果在这个时候用力地捶打腰背，则会使局部受到震动刺激，导致盆腔进一步充血、血流加速，致使经量增多，于是引起月经过多或经期延长。

另外，女人此时全身以及局部的抵抗力都比较低，子宫内膜剥脱形成创面，宫颈口松弛，一旦受到来自外部的捶打刺激，就会阻碍创面的修复愈合，而且容易受到感染而患上急、慢性妇科疾病。所以说，女人在月经期腰酸背痛时应注意多休息，不能随意捶打腰背，以免引发不良后果。

2.女人在经期不能贸然拔牙。这是因为女人在月经期间血小板会有较大变化，在月经的第一天常可降低，直到第三、第四天方可回升到原来的数目。而且，在月经期间，人体子宫内膜可释放出较多的组织激活物质，能把血液中的纤维蛋白溶酶原激活为具有抗凝血作用的纤维蛋白溶酶，使人体的出血倾向加大。所以，在月经期拔牙或进行手术都有可能造成出血量较多，易引发伤口感染，不利愈合。

3.在经期不宜摄入过多的食盐。有些女人口味比较重，但是，摄入过多的食盐是不利于身体健康的。食盐在体内会分解为氯离子和钠离子，而钠离子有聚水作用，所以食盐过多不仅会引起水肿、高血压等疾病，还容易导致经前的极度紧张现象。据研究表明，要是经前吃多了咸食，使体内贮存的盐分和水分过多，那么，在月经来潮前夕，就会发生头痛、局部肿胀，以及心绪不安、激动易怒等症状，给经期带来烦恼。所以说，如果能在月经来潮前几天开始吃清淡的食物，就会减少盐分和水分的摄入，使上述不适现象减轻或消失。

4.在经期不宜喝过多的茶水。虽然饮茶有利于健康，很多女人都有饮茶的习惯，但在经期，最好是少喝点茶。因为茶叶中含有一定量的单宁酸，它能与食物中及血液里的铁元素相结合，于是直接阻止了胃肠对铁的吸收，也妨碍了血液内铁元素的正常利用。如果经期喝多了浓茶，就会造成铁元素吸收与利用障碍，继而引起缺铁性贫血。再者，一些女人在经期会出现头痛、紧张、易怒、烦躁、失眠等症状，而茶叶中的咖啡碱则可刺激神经系统，使这些症状进一步加重，为女人的身心健康带来了严重的危害。所以说，女人在经期还是饮温开水为宜，最好不饮茶，尤其是不要饮浓茶。

5.在经期不宜穿紧身裤。大多数女人为了追求苗条，喜欢穿紧身衣服，这些都是无可厚非的。但是，在经期穿紧身裤，是不可取的。穿紧身裤会使局部毛细血管受压，从而影响到血液循环，增加会阴摩擦，很容易造成会阴充血水肿。同时，女人外生殖器的大小阴唇有不少皱褶，汗腺、皮脂腺及阴道分泌物也常积存，因此，会寄生很多的细菌。常穿紧身裤，特别是在炎热的夏季，不利阴部湿气蒸发，再加上经期经血的污染，更容易给细菌繁殖创造有利条件，容易引发感染。因此，经期应穿透气性好、吸湿性强的棉织内裤，外裤也要穿得宽松，且要勤换洗，以保持阴部清洁干燥。

6.经期还不宜打“口水仗”。都说女人在每个月中，总有那么几天，脾气古怪，情绪无常，动辄就与人争吵。其实，这种现象就是女人特有的“经期综合征”。受内分泌的影响，大多数女性会在经期出现情绪急躁、精神紧张、神经过敏等不同程度的精神症状，这在医学上被称为是“经期综合征”。所以，女人在经期特别容易被激怒，或烦躁、好发脾气。如果女人不注意克制自己，与他人发生争吵，还会妨碍脑垂体和卵巢的分泌功能，引起神经和内分泌功能的紊乱，导致痛经、闭经、经期延长、经血过多等月经不调疾病的发生。所以说，女人在经期一定要控制好自己的情绪，保持精神愉快，避免不良刺激。

7.在经期不宜饮酒。在日常生活中，我们接待客人，常常少不了酒的助兴。但是，女人在经期最好是不要喝酒。根据医学研究表明：女性在月经期间，其体内的解酒酶，如乙醇脱氢酶、乙醛脱氢酶等会减少，这个时候如果喝酒，不仅容易醉，而且会使饮酒对肝脏造成比平时更加严重的伤害，引发肝脏功能障碍。同时，酒有通经活血的作用，经期饮酒还易导致经血过多、经期延长。因此，经期应该尽量避免饮酒。

8.经期不宜吃油炸食品。油炸食品，香脆可口，是很多女人的最爱。但经期还是少吃为宜。因为，女人在经期皮脂分泌会增多，容易让皮肤油腻，毛细血管扩张，使皮肤变得非常敏感。如果此时进食油炸食品，会使肌肤排泄负担加重，容易引发粉刺、痤疮、毛囊炎，以及黑眼圈等。再说，经期会导致机体的脂肪和水的代谢减弱，如果这个时候再吃油炸食品，则容易让脂肪在体内囤积，从而增加了发胖的机会。所以说，经期饮食要清淡，不宜多吃油腻、油炸食品。在保证蛋白质等营养的前提下，还要适当多吃含铁丰富的食物，以及时补充被经血带走的铁质。

9.在经期不宜吃酸辣等刺激性强的食物。有些女性对酸辣食物特别偏爱，但在月经期间，女人必须得管好自己的嘴，暂停吃这些食物。根据研究表明：酸辣菜、泡菜、米醋、石榴、杨梅、樱桃、酸枣、草莓、杨桃、芒果、杏子、李子、柠檬等酸涩食物，都不利于经血的排出和畅行，尤其是痛经患者更应忌食。而辣椒、胡椒、葱、姜、大蒜、韭菜等辛辣刺激性食物，有时会导致盆腔充血、炎症，或造成子宫过度收缩，让女人的痛经现象更加严重。因此，月经期的饮食应以新鲜、清淡、营养丰富、易于消化为主。

10.在经期不宜参加剧烈的运动。很多的女人都有每天坚持锻炼身体的良好习惯，但是，在经期，体育锻炼项目要加以选择，不宜进行剧烈运动。月经期间，由于性腺的变化，必然会影响到女人的免疫系统，人的精力、体力以及抗病能力都会有所降低。如果这时从事长跑、跳跃、投掷及扣球等负重量、消耗量较大的运动，不仅会增加经期的不适，而且可引起经量过多和经期延长。身体健康、经期正常的女人，在行经期可通过散步、做操等舒缓的运动来适度锻炼一下，以保持正常的血液循环与腹肌、骨盆肌的收缩和放松，使经血能顺畅地排出体内。

呵护经期卫生就是呵护子宫健康

从年少无知、懵懵懂懂的少女时代，直至风韵犹存的更年期，月经都像一个对女人们念念不忘的贴心朋友，几乎每个月都要来拜访。其实，正常的月经来临，也就是代表着女人的生殖器官、神经内分泌系统等都在正常地运转，是女人健康美丽的体现。所以，很多人也把来月经了称作是“好朋友”来了。

但是，有很多女人却不以为然，并不怎么待见这个月月如约而至的“好朋友”，使“好朋友”在不经意间，受到病菌的侵袭或者是其他人为因素的干扰，然后导致子宫发生病变。

在月经期间，子宫内膜脱落出血后，很快就会长出新的，当创面愈合时，就不再出血了，这时，月经也就干净了，这就叫作“经净”。

众所周知，女人在经期是不宜进行性生活的，绝大多数夫妇都能做到这一点，但是，对于月经后恢复性生活的时间，有些人就不注意了，他们往往认为，当经血停止后就能够恢复性生活。殊不知，这也是有损女人子宫的一种行为。因为女人在月经刚停止时，宫腔内的创面就如同体表被擦伤的皮肤，即使不出血了，但依然没有完全恢复好。如果在这时匆忙同房，便可导致子宫腔再次出血，让血从阴道流出来。而且，男性的生殖器及女性阴道口附着很多病菌，会在性生活的时候，进入女人生殖道而引起生殖器官感染，还有可能导致盆腔充血，延长月经期，让血量增加，出现痛经等现象。

月经虽然属于一种正常生理现象。但是，由于受到内分泌的影响，在月经期间，女人的盆腔会明显充血，子宫颈口也会松弛开放，子宫内膜剥脱出血有新创面，会降低全身及生殖器官局部的抵抗力。如果女人们不注意经期的保健，往往容易引起月经不调和生殖器官急、慢性疾患，如子宫内膜炎、输卵管炎、盆腔炎等，从而影响到自己的心身健康。因此，所有女人都应该做好经期保健工作，善待自己的“好朋友”。

广大女性朋友可以从以下几个方面着手，款待好月月光临的“好朋友”，从而使自己心身健康，能愉快、轻松地度过月经期，减少经期子宫病变的发生。

首先，是要调整好自己的心态。由于受到内分泌影响，绝大多数的女性都会在经期出现性情急躁、精神紧张、神经过敏等不同程度的精神症状，容易被激怒或者烦躁。所以，女人们在经期，应调整好自己的心态，不自寻烦恼，要保持精神愉快，避免不良刺激、忧郁、悲伤或恼怒等。

其次，是要清洁外阴。要使用那些符合要求的经期卫生用品，且要及时更换。在经期可以用温水擦拭外阴部，洗具应是自己专用的。可以淋浴或者擦浴，但不能盆浴或者坐浴。在大便后，要用手纸从前往后擦拭肛门。

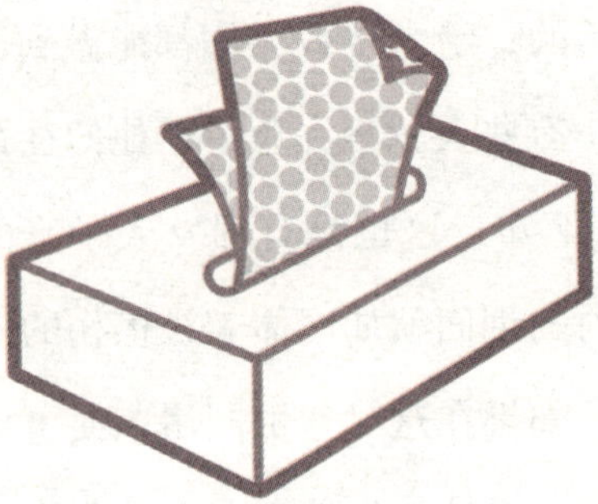

还有，就是要注意卫生用品是否符合要求。要使用那些有卫生合格证的卫生巾。在每次更换卫生巾前都要洗手，打开包装后也要注意保持清洁，不碰脏接触外阴处的垫面，要勤更换。

第六章

保养好子宫，运动是一剂良药

预防子宫老化，让子宫动起来

的确，岁月是一把杀猪刀。随着年龄的不断增长，女人的身体以及各器官，包括子宫在内的各项功能都会逐渐下降。接着，就出现了月经减少、月经紊乱、闭经、腹痛、腰酸、白带增多等症状。

这些症状都意味着什么？这就是子宫开始老化的表现。那么，女人要如何才能有效地预防子宫老化呢？根据研究表明，要想预防子宫老化，就得先让子宫充分地“运动”起来，因为只有这样，才能有效地促进整个机体的血液循环，保持子宫的温度。

快走、游泳、做操等都是不错的预防子宫衰老的运动，具体来说，女人预防子宫衰老，可以从以下几个方面做起：

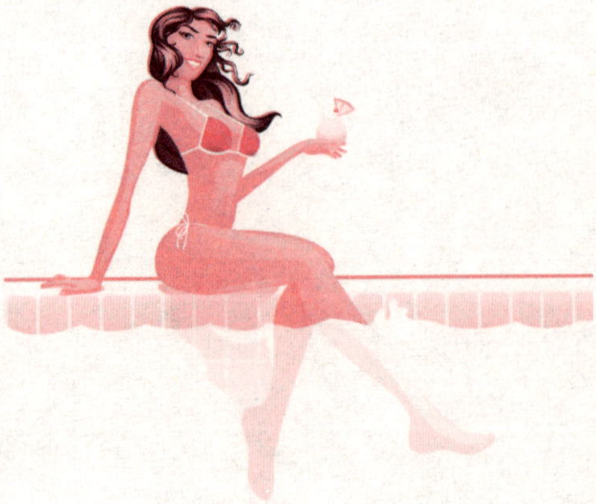

1.每天快步行走40分钟，这能改善子宫的血液循环。每天快步走40分钟，子宫血液循环速度可提高10%以上，这样，子宫也就得到了充分的运动。

2.要坚持每周游泳一次，用来提高子宫的收缩能力。新西兰运动医学专家研究发现，每周游泳2个小时，可以使子宫收缩能力提高一成以上。所以说，女人宜养成游泳的习惯，这样可以提高子宫收缩能力，保持子宫内的温度。

3.每个星期做3~4次“暖宫操”。方法是：双膝自然分开，跪在垫子上，挺直腰部，向前弯腰，让胸部尽量接近垫面，保持这个姿势5分钟。接着，让自己平躺在垫子上，做收腹提臀运动，臀部在空中尽量保持3~5分钟，感觉子宫随身体一起收缩。

4.在排卵期亲热，可以让子宫温暖整整一个月。根据澳大利亚墨尔本大学的医学研究专家表明，在排卵期进行一次美好的性生活，可让子宫温暖一整个月。性高潮时出现的子宫痉挛对子宫有良性的刺激作用，它相当于一次针对子宫的按摩。规律的性生活，不仅能够使男女双方更加浓情蜜意，还能增加子宫血液循环。

5.要科学地避孕。避孕套不仅能有效地避孕，还可以防止性传播疾病感染子宫，这能有效地保护子宫的健康，让子宫青春常在。一款优秀的“口服避孕药”不光能避孕，还能调节月经周期。但是，根据澳大利亚悉尼大学的一项健康研究显示，连续长时间服用同一种长效避孕药，会让调节体温的神经中枢产生钝化反应，所以说女人服用避孕药应选择短效的。

生命真的在于运动

人类文明的进程，逐渐把人从繁重的体力劳动中解脱出来，取而代之的是大量的脑力劳动。正是由于这种变化，为人体的遗传的惯性带来了严峻的挑战——原本是为体力劳动而设计的躯体，能不能很好地适应以脑力劳动为主的生活方式呢？

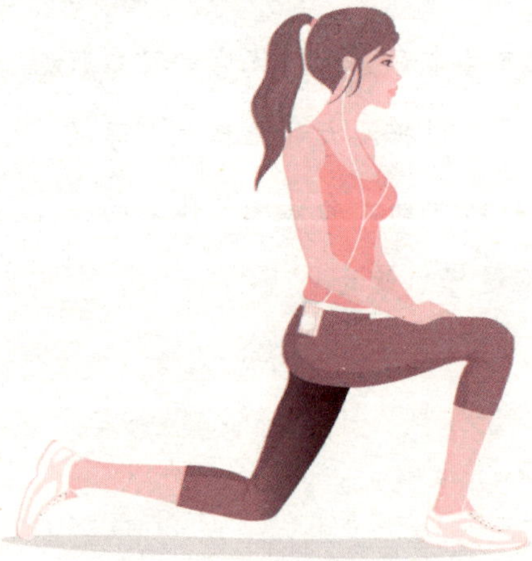

现在很多人，尤其是女人，不是一天不运动，而是长年累月不运动。这种情况严重地影响着人们的健康。根据研究表明，不爱运动的女人发生痛经、月经不调、子宫出血等妇科疾病的概率，要比爱运动的女性高得多。所以说，女人，要想让自己健康起来，就得先让自己动起来！而且，在运动的过程中，要坚持五大原则：

第一，要做到适时而动。一般情况下，在天气特别炎热、特别潮湿、特别寒冷或刮大风时，以及刚吃饱了之后、身体不适、感冒发热或者肌肉、关节发生病变的时候，机体是不宜参与运动的。

第二，要做到量心而动。要根据自己在运动中的心率变化情况，及时加大或减少运动量。

第三，要做到量体而动。要根据自己的体质、个人的兴趣爱好、年龄以及职业特点，选择适合的运动项目，如慢跑、散步、太极拳等比较缓慢的运动，一般不要选择那些对抗性比较强的项目。

第四，要做到循序而动。刚开始参与锻炼的时候，要尽量从小运动量开始，量力而行。特别是平时不经常锻炼的人，突然用力过度，还可能会引起骨折、拉伤等意外伤害，应该尽量避免。

第五，要做到持恒而动。要想通过运动来达到健身的目的，并非是一朝一夕的事，必须得持之以恒，只有长期坚持不懈地锻炼，才能修成正果。

以下几种运动简单而有效，适合女性朋友用来长期健身：

1.舒颈运动：放松颈部的辅助呼吸肌。首先站立或端坐，两手自然下垂，头自然伸直。先吸气，头尽量向后伸，再呼气，回位；再吸气，头尽量向前屈；呼气，回位。注意每次屈伸要活动到最大，使肌肉得以充分牵伸，回位时要充分地放松。

2.松肩运动：促进肩部的辅助呼吸肌放松。站立或端坐，两手自然放于小腹部。吸气，两肩缓慢上抬至最大程度，再呼气，两肩逐步放松，争取肩部尽量下至，在呼气末用手按腹部，帮助残气排出，反复进行。

3.扩胸运动：扩张胸廓，松弛胸廓肌肉。先站立或者端坐，两手在腰后交叉握住。先吸气，尽量将两肩后伸，保持数秒，但不可以憋气，再呼气，回位，肌肉放松，反复进行。

4.压腹运动：促进肺部残余气体的排出。端坐好，左手掌心置于上腹，右手叠加在左手上。先吸气，将气尽量吸入腹部，两手微微施加阻力，随吸气要感受到手在抬起；再呼气，腰慢慢前屈，最后在呼吸末将胸部尽量靠近膝关节，两手自然压紧上腹部，促进膈上抬，排出残气，再吸气，用手按腹部，进一步促进残气排出。

5.丹田按摩运动：能促进全身放松。站立或者端坐，两手置于小腹部，左手在下，右手在上。两手给腹部稍施加压力，顺时针旋转18圈，然后再逆时针旋转18圈。按摩时保持呼吸匀称，手掌与腹部保持紧密接触，使皮下组织移动，而皮肤与手掌之间没有移动，即肉动皮不动。按摩时要注意将意念集中在丹田部位，让全身的肌肉都能得以放松。

步行，让女人健康永驻

一般人，自打一生下来，就跟步行结下了不解之缘。虽然，步行看似很平常，很一般，里头却也藏着很大的学问。步行不仅可以帮助爱美的朋友达到塑形美体的目的，也能帮助亚健康状态下的女人重新获得健康。

可以说，漂亮的脸蛋、吹弹可破的肌肤、丰腴挺拔的美胸，以及纤纤细腰、青葱玉手，这些所有女生梦寐以求的窈窕形象，都跟步行有着重要的关系。根据调查发现，每周步行4小时以上，减肥成功的可能性会提高44%。

那么，女人应该怎样科学地步行，才能达到自己想要的效果，才能好好呵护自己的子宫健康、保持自己的青春曼妙身姿呢？下面，我们为爱美更爱健康的女性朋友，介绍几种步行法：

1.大步行走法：首先，伸出左脚向前迈出一大步，髋部下沉向地面靠近。保持身体下压的姿势，腰腹用力，右脚向前迈出同样一大步。大步走一分

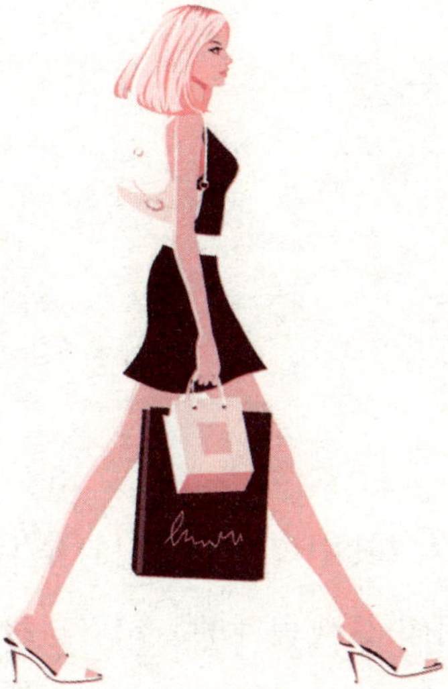

钟，双手屈肘抬高到胸部高度，在身体两侧正常摆动。要注意保持身体重心压低，步幅流畅，避免跳跃动作。

2.猫步行走法：双手叉腰，向前迈出一步，左腿从右侧大腿前交叉越过，落在右脚右侧，上身向左侧扭转。右脚迈出，从左侧大腿前交叉越过，落在左脚左侧，上身向右扭转。继续这样走一分钟，每迈出一步，肩膀朝一个方向扭动，髋部应朝相反方向扭动。

3.平衡木行走法：右脚向前迈出一步，双手伸直上举过头顶，掌心相对，右脚脚跟落地时，手臂举到最高点。右脚落地的同时，抬起左膝到髋部以上高度，双手保持伸直状态并迅速向下，直至双手手掌分别碰到左膝两侧。重复类似动作，举高双手，同时左脚落地，抬起右膝，同时双手向下触摸。

4.踮脚行走法：踮起脚尖小步快速行走，保持体重作用在脚掌前段中央。与此同时，双手往身体两侧打开，上臂与肩膀平行，屈肘，双手向上与上臂呈90度角，握拳，掌心向前；迅速将手臂向上举直，同时打开双手手掌，掌心相向。用脚尖行走一分钟，与此同时，手臂不断循环侧举和上举的动作，这种方式对肩膀、腰腹和小腿有很好的锻炼效果。

5.高抬腿扭腰行走法：左脚向前，左膝弯曲90°并抬起到髋部高度，身体顺势向左扭动，右手伸直向前摆动，并以手掌触摸左膝内侧。保持上半身挺直，眼睛向前望，放下左脚，右膝弯曲抬高到髋部高度，身体向右扭，左手前摆手掌触摸右膝，继续这样行走一分钟时间，可锻炼腰腹、腹斜肌和髋部。

每天抖三抖，防病又健身

自古以来，民间都流传着很多简单的养生谚语，其中蕴涵着深刻的养生哲理，“一天抖三抖，能活九十九”，这就是其中很具代表性的一句。这种养生方式对办公室女性来说尤为重要，不失为一种轻松简便的运动方式，而且也能在一定情况下，抑制子宫内膜异位等妇科类疾病的发生。

“一天抖三抖”为什么能够防病健身呢？中医学上有个著名的理论叫作“通则不痛，痛则不通”。也就是说，如果人体的各部位经络气血都畅通了，那么她就不会感觉到疼痛了。我们身体的经络就好比是水流，只有经常疏通，才不会生病。

疏通经络的方式有很多，而颤抖就是其中既简便又有效的方法之一，它可以时时处处做，室内户外，阳台床头，只要有人立足之地就有练功的条件。而且其疗效也不错，所以说，许多得益于抖动健身的人们，不禁发出这样的感慨：一日抖三抖，能活九十九。

那么，要如何抖动才能发挥出最大功效呢？其具体做法是怎样的呢？

首先，双脚平肩宽站立，手腕放松摆在前面，血压偏高的人，双手宜摆在腹下方；血压偏低的人，双手最好摆在肩上方；血压正常的人双手摆在胸部前方。

然后，双脚跟慢慢提起离地，越高越好，以双脚大拇指用力支持身体，然后再慢慢放下脚跟。做3~5次适应性训练后，逐渐脚跟用力向下蹬，力度以自己的身体能承受为准。随着脚跟的不断向下蹬，双手也不断地放松，上下抖动。

有空时、疲劳时，就可以抖动3~5次。往往精神为之一振。如果将此作为一种锻炼，最好早上起来和晚上睡觉之前做。

这种运动看似简单，却可以通过全身抖动，使内脏运动，从而消除疲劳，增强全身气血流通。女性朋友不妨坚持着每天早晚各做一次，晚上临睡之前做还有利于睡眠。

随时随地运动，健康不停摆

聪明女人会偷懒，但她们每天应有的运动量却一点儿也不会落下来。这类女人轻轻松松就能把好健康关，很多人都不禁要问，她们究竟有着怎样的法宝呢？

作者有个朋友，年近四十岁，但保养得非常好，看上去才三十来岁的样子，身体也轻盈而矫健。谁也不会想到，她在二十几岁的时候，曾因缺乏锻炼而患过子宫内膜炎。现在，她早已康复了，而且越活越年轻、越活越漂亮。

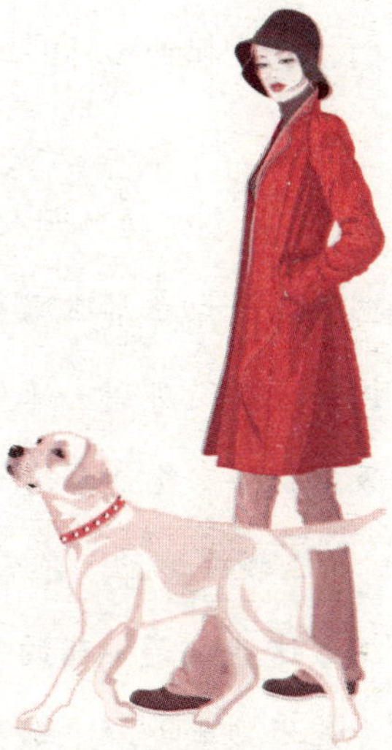

用她的话来说，她在平时也极少会特地去参加健身锻炼。但总会每天都抽出一点时间来进行一些轻松的户外活动，比如说遛狗和逛街。

正如人们所说的：“狗是人类的朋友。”没错，很多时候，我们工作了一天，在回家的路上早就疲惫不堪了。这时候，一到家，看到狗狗等在门口摇着小尾巴，“汪汪”叫着，一切烦恼和疲惫都会顿时削减大半。闲下来的时候，不妨带着小狗出去玩玩，呼吸一下新鲜的空气，与小狗一起做做游戏，既陶冶了情操，又达到了锻炼身体的目的，何乐而不为呢?

遛狗是一种既轻松又快乐的运动，将狗牵好，然后出门，去花园或者小区里漫步。最好选择快步走，这样比较符合狗的步伐，也可以获得很好的运动效果。

如果你的狗狗经过了专业的训练，你还可以解开狗链，开始慢跑，让狗狗在后面跟随，比比看谁跑得快。如果狗狗不乐意，就喂它点儿好吃的，诱惑一下它，让它能够乖乖地听话。也可以骑上自行车，慢慢地带着狗狗跑，这样能更好地锻炼自己。最好是一边骑，一边喊着口号来鼓励自己和狗狗，要有节奏感地骑车，这样才能对身体更有益处。

此外，大多数女人都特别喜欢逛街。逛街对女人来说，是一件特别开心的运动，几乎所有女人都不会拒绝它。她们可以看看橱窗里那些时尚的衣服和漂亮的饰品，即使什么都不买也会觉得赏心悦目。而且，不要小看了逛街，它能起到多种锻炼身体的运动效果：

1.行走运动。女人在逛街的时候，一般都会左边看看，右边看看，觉得橱窗里的一切都那么吸引人，不知不觉中就会增加运动量，无论是在商场里穿梭，还是逛那种一家连着一家的小店，都可以进行快步走的运动，还可以呼吸到新鲜空气，真是一举两得。

2.楼梯运动。不管是逛小店，还是逛商场，多少都会有几步台阶或者楼梯，这些都是不错的锻炼机会。就算是逛商场，女性朋友也千万不能图省事去选择乘坐电梯，第一层逛完了，来一个爬楼梯运动，然后再进行缓步走，这样才能起到锻炼身体的效果。

3.挑选物品时的运动。在看见喜欢的东西时，一定会停下来看一看，挑一挑，这个时候可尽量让上身保持挺直，两腿可以自然地向侧面迈一步或者向前面迈一步。尽量收紧腿部的肌肉，做两侧或前后的拉伸运动。

4.坐立运动。如果逛街逛累了，也可以坐下来，坐着也同样可以达到运动的目的。要先调整好自己的呼吸，下意识地收紧腹部肌肉，采取腹式呼吸的方式进行锻炼。

久坐要当心“后花园”受害

都说，世界上没有丑女人，只有懒女人。子宫，是女人生育的后花园。但是，常常有很多“懒”女人因为一个“懒”字当头，严重缺乏运动而导致女人的后花园遭到伤害。

久坐，是现代办公室女性的家常便饭，她们上班时间大多数是处于坐的状态。同时繁忙的工作和慵懒的生活习性，又让她们极其缺乏锻炼，于是导致了气血循环出现障碍，让痛经加重。接着，由于气滞血瘀导致输卵管不通，甚至因为久坐及体质上的关系，有些女人还形成子宫内膜异位症。这些原因都可以导致女人不孕不育。

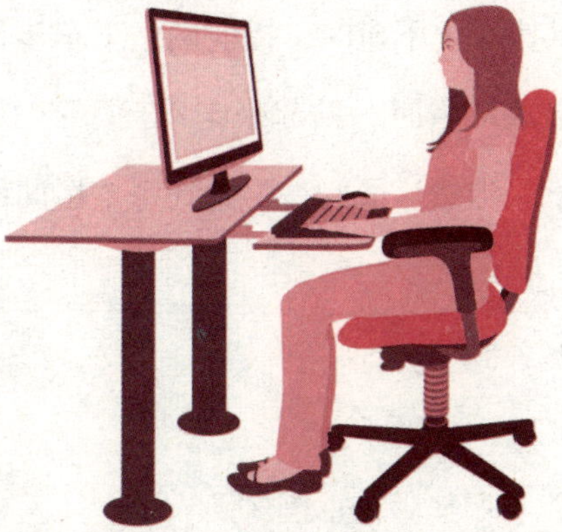

我大学时有一个闺蜜叫晓彤，她大

学一毕业，就凭着优异的成绩应聘到一家非常有名的外企。25岁那年，她在一次工作中，她认识了现在的老公。不久之后，他们就确定了恋爱关系，几个月后便结婚了，没想到，他们结婚两三年了，晓彤一直都没能怀上孕。

刚开始时，他俩都没怎么在意，又过了两年，晓彤的肚子一直没有鼓起来。这下，小两口有点儿着急了。晓彤也不是没有想过去看医生，但总是因为工作太忙了，基本上一坐到电脑前，除了去茶水间和卫生间，就再抽不出时间了。而夜间和周末，也常常被大量的工作给占据了。后来，在老公苦口婆心地劝说下，晓彤去了医院。通过检查，发现晓彤不孕的原因是气滞血瘀，导致了输卵管不通。医生还说，这种情况的出现，有可能是由于她长期久坐，缺乏运动引起的。

于是，晓彤在配合药物治疗的同时，也按照医生的建议，在工作之余，每天进行半个小时的运动，并摒弃了以车代步的生活习惯，每天步行上下班，大半年之后，她就成功怀孕了。当她和老公确定这个喜讯之后，小两口激动得热泪盈眶。

据临床医学统计表明，育龄妇女中有10%左右的人群患有不孕不育症，特别是那些经常在办公室里缺乏锻炼的女人。这多半是由于久坐不动导致的。

要改善这种状况，尽量避免办公室女性伤害自己的后花园，医学专家建议，办公室女性每天至少要活动半个小时。如果实在没有时间，也可以在坐公共汽车上下班时，提前两站下车步行；争取上楼时不乘电梯，走楼梯；在电视播放广告时，站起来走动一下；工作一两个小时之后，站起来适当地活动一下。当然，最好是要做到每个星期都抽出点时间来参加体育锻炼。

做个“动如脱兔”的女人

静，可以养心养神；动，可以强身健体。女人，只有做到动静结合，才能安守健康，保护好自己的“后花园”。

但是，现在绝大多数的女性除了忙还是忙，除了坐还是坐。她们静得太过了，连毒素都排不出来，整个身体都好像是紧绷的。脏腑、腹腔中的器官都好像是沉睡了一样，做起事情无精打采，反应能力和记忆能力都在下降。这时候，女人就该要好好地动动了，往往经过一翻蹦蹦跳跳，健康就能找回来了。

因此，女人在平时不妨多跳跳绳、踢踢毽子，跳绳是一项很好的有氧运动，它同时拥有其他运动的普遍益处，除此之外，还有更多更独特的优点，也是女性朋友千万不能错过的一项运动。

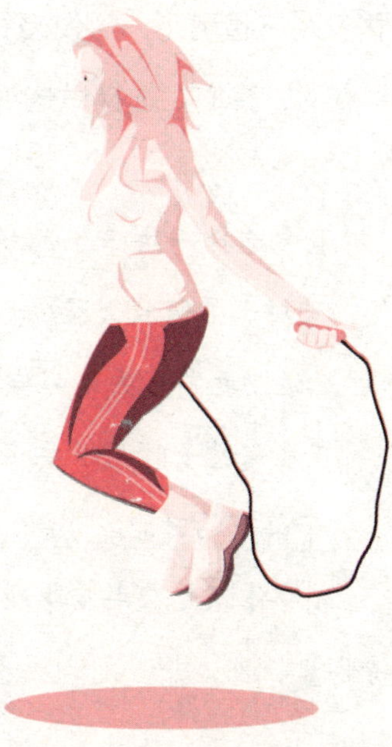

跳绳根据动作技巧可以分为四种形式：

第一种是简单跳绳法。双脚并拢，进行弹跳练习2~3分钟，其弹跳高度大概保持在3~5厘米。然后开始跳绳，注意手腕做弧形摆动。初学者可以先跳10~20次。休息1分钟后，再重复跳10~20次。熟练者可先跳30次，休息1分钟，再跳30次。

第二种叫作单脚屈膝跳。右腿膝盖屈起，抬起向前，再将脚尖踮起来，单脚跳10~15次，然后再换左腿重复这个动作。完成后可以休息30秒钟再继续，每侧以各做2轮为宜。

第三种叫分腿跳。先双脚并拢，进行弹跳练习2~3分钟，其弹跳高度保持在3~5厘米。然后跳绳，跳跃时将双脚叉开，着地时双脚并拢，重复动作15次。

第四种是双臂交叉跳。先把双脚并拢，进行弹跳练习2~3分钟，其弹跳高度保持在3~5厘米。然后双臂交叉跳绳。当绳子在空中时，双臂交叉，当跳过交叉的绳子之后，双臂反向恢复原状。

跳绳虽然是一种很不错的运动方式，但对于心脏不好或患有关节炎的女性来说，并不适宜。除了跳绳之外，女人也还可以踢踢毽子，在蹦蹦跳跳中健康地生活。

踢毽子是一项既古老又有趣味性的健身运动，可以一个人玩，也可以和很多人一起玩儿，简便易行，深受人们所喜爱。但是，踢毽子也是要掌握好要点的，我们在选择做这项运动时，最好是要考虑到以下几点：

1.要选择一块平坦的场地，还要避免风的干扰，但是一定要有流通的空气，使肺部能吸收大量的新鲜空气。

2.运动之前，先练习空踢，目的是培养动作的熟练度及身体的平衡感。

3.在踢毽子时两眼要注视毽子，不要单看脚的动作正确与否，而忽略了掌握毽子落下的时间点。

4.身体跃起在半空中踢毽子时，要注意脚落下时，以前脚掌先着地，以保持脚步轻盈，并避免脚踝受伤。

让瑜伽来平衡子宫的代谢

子宫对女人的重要性不言而喻，但是生活中常常有一些女人的生活习惯不好，而导致患上宫颈糜烂、子宫内膜炎等疾病，从而给子宫造成无法弥补的伤害，严重的还有可能会导致不孕。所以说，保护子宫除了要在一些个人习惯上加以注意外，日常生活中可以通过一些行为来做进一步的保健，比如说瑜伽就是最好的保健方式之一。

有关专家称，瑜伽运动能平衡子宫的代谢，促进子宫的血液循环，能有效地预防子宫性不孕。例如蹲式、猫式瑜伽等，都可以提高子宫的机能，保护卵巢。同时，练瑜伽还可以促进雌激素的分泌，让女人延缓衰老，留住青春。如果能长期坚持正确的瑜伽姿势，再配合顺畅的呼吸，还可以活化脊柱，能打造出女人优美的身体曲线。

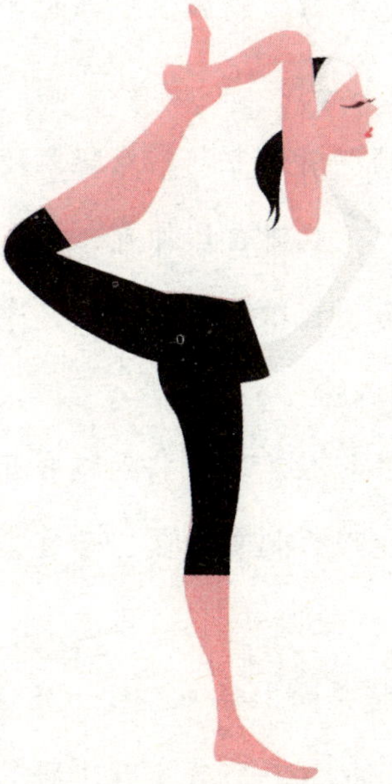

以下几种经典的瑜伽，能帮助女性朋友们提高子宫的代谢，女人们不妨多试试：

1.蹲式：站直，双脚展开一肩半宽，脚尖自然向外。双手十指相扣垂在体前，曲膝约30度，双膝向体侧平开，双膝不要超过脚趾尖，臀肌微收紧，身体重心垂直下降，稍作保持，双膝慢慢恢复伸展。曲膝约60度，稍作保持，双膝慢慢恢复伸展。曲膝，将大腿与地面平行，双膝与小腿胫骨垂直，身体重心垂直向下，臀肌微收紧，稍作保持，再次恢复站立。然后再重复整个动作10次。

2.猫式：先双膝跪地，两膝打开与臀部同一宽度，小腿及脚背紧贴在地上，脚板朝天。俯前，挺直腰背，注意大腿与小腿及躯干成直角，令躯干与地面平行。双手手掌按在地上，置在肩膊下面正中位置，手臂应垂直，与地面成直角，同时与肩膊同宽，指尖指向前方。吸气，同时慢慢地将盆骨翘高，腰向下微曲，形成一条弧线。眼望前方，垂下肩膊，保持颈椎与脊椎连成一直线，不要过分把头抬高。呼气，同时慢慢地把背部向上拱起，带动脸向下方，视线望向大腿位置，直至感到背部有伸展的感觉。配合呼吸，重复以上动作6~10次。完成前面的步骤后，再一次挺直腰背，同时抬起你的右脚，向后蹬直至与背部成水平位置，脚掌蹬直，左手向前方伸展。抬起头，眼望前方，伸展背部。伸直的手和脚与地面保持平行。

3.平躺抬腿式：先平躺下，再慢慢抬起骨盆，双手托住腰部。缓慢抬起右腿，小腿与地面保持平行，内收下巴，眼睛平视。这个动作能加强腹部的伸展，收紧子宫，刺激卵巢分泌，锻炼专注力。

4.犁式：双腿上举90度，双手扶在后腰处，缓慢地将背部立起，双腿朝地面方向下落，脚尖点地，头、肩保持不动，下巴内收，双腿自然伸直，双手掌心向下，按压地面，身体一定要保持好平衡。能为子宫增添新鲜血液，净化子宫、骨盆，缓解下半身的紧张和压力，消除腿部水肿。

5.八字排毒式：平躺，缓慢将双腿上举90度，双手抓住脚跟，将两腿分开到最大极限，缓慢抬头向前看，体位保持20秒钟。能强力刺激骨盆、子宫，增强这个区域的柔软度，疏通这个区域的经络，按摩脏腑。

6.上升式：盘腿，双手合十在胸前。吸气，缓慢将手向上延伸，打开肩、胸，拉伸腹背，头部下垂，动作到位后多停留片刻，把注意力集中在小腹的呼吸上。能增强腹部的呼吸，通过呼吸带动子宫内膜的运动，安抚身体。

聪明女人的办公室运动良方

一间小小的办公室，往往承载着女人大大的梦想。大多数女人之所以在生活上懒惰，是因为她们在工作中投入了太多的精力。为了完成自己心中的梦想，女人们每天都在辛勤地耕耘着。于是，她们缺眠少休，也极容易忽略了自己的健康问题。

那么，女人要如何才能在办公室里，耕耘好自己一亩三分地的同时维护好自己的健康呢？

首先，是要放松自己的背部。办公室女性的背每天都靠在椅子背上，两者几乎已经“相恋相依”了。尽管椅子的背永远不会觉得累，但女人的背毕竟是肉长的，无法跟它相提并论。女人不是静物，是需要运动的。为了让背部时刻保持挺拔，女人绝对不能保持久坐不起的姿势。成功的道路还很长，需要不断存续力量。不要总认为工作是第一位的，健康是次要的。只有精力充沛，才可压倒群雄；只有子宫健康了，才能孕育更加优秀的后代。

放松背部跟坐姿有着很大的关系，为了维护自己的健康，办公室女性不妨试试以下几种坐姿：

1.坐姿卷腹：坐在椅子前沿，然后两臂交叉置胸前，双手扶住肩膀，上背部保持挺直的状态，尽量不要含胸，身体慢慢前倾，收紧腹肌，上身到最低点时保持5秒左右。动作重复10次为宜。

2.坐姿展腹：同样是坐在椅子的前沿，将两臂向前伸直，腹肌收紧。上体、头和颈部保持直立，将身体慢慢向椅背靠，背部轻轻接触椅背后再缓慢向前，动作重复10次。

3.坐姿转腰：先把身体坐直，左臂放到左侧臀部后面，将上身缓慢旋转到左侧，停10秒。再换到反方向，继续做。注意上体、头和颈部保持直立，下肢尽可能放松，动作重复5次左右。

4.坐姿臂上举：身体保持坐姿端正固定，身体局部放松，腹部收紧，保持深呼吸。左手保持水平，掌心向前，小臂向上，大臂抬起与肩同高，呼气时缓慢抬高大臂，直至贴到耳朵，吸气时缓慢放下至水平位置，然后换反方向练习。这个动作也要重复10次。

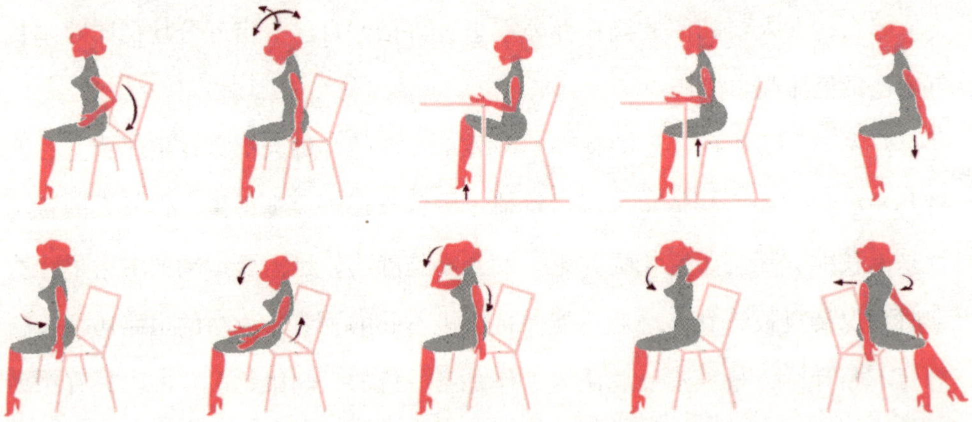

此外，办公室女性还要经常伸伸懒腰。伸懒腰看似非常不雅观，但事实上却是一种很有益的保健方法。在伸懒腰的时候，我们会形成一个双手上举、肋骨上拉、胸腔扩大、深呼吸的姿势，能加强膈肌的活动量，以此牵动全身，并引发大部分肌肉收缩，遂将瘀积的血液赶回心脏，从而达到加速血液循环的目的。所以说，女性朋友应当经常伸伸懒腰。

而且，伸懒腰还能消除腰肌过度紧张，及时纠正脊柱过度向前弯曲造成的驼背，保持女人的曲线美。伸懒腰是一种简单而易行的活动，它不受时间和空间的限制。女人在工作间隙，不妨多伸几次懒腰，多重复几次，以使精神振作，血液畅通。

保持子宫健康，不做“懒女人”

慵懒，可以说其实是女人的天性。睡觉几乎是大多数女人的爱好，起床往往是她们最不情愿的事情。这些“懒女人”醒来后，一定会看看自己有没有再来一个回笼觉的可能，往往是千呼万唤才下床，极不情愿地刷牙。每到这个时候，嘴上还会不满地抱怨着，心里还有着一种莫名的不情愿，经常喃喃自语着醒来后是多么多么的累，想让她们参加晨练，似乎是一场异想天开的梦游行为。

女人，可不可以天翻地覆地睡下去？根据医学证明，人每天保持10个小时睡眠就可以了，睡多了会引发多种疾病，再懒的女人也需要健康，特别是关于子宫的健康，女人千万不能含糊。

然而，懒女人也有适合她们自己的运动方式，只要方法对了，懒女人同样可以活得健健康康。下面，我们来介绍几种在床上即可完成的简单运动，不要再给自己任何懒惰的理由，让女性健康的身体和愉悦的心情从早上开始。

女人在早上醒来后，不应该马上起身，而是要稍微躺几分钟，让身体各种机能完全苏醒。其间，可以做一个起床前奏操，用来调整自己的呼吸，锻炼自己的心肺功能，收紧自己的小肚子。这种简单的运动可使全天精力充沛，提高工作效率，而且有利于增强女人的身体素质，促进身心健康，预防子宫的“罢工”。

1.猫身运动。趴在床上，撑开双手。伸直合拢双腿，翘起臀部脊梁那样用力拱拱腰。再放下高超的臀部，如此反复10次。这种运动可以锻炼腹背、四肢的肌肉和关节，促进全身气血畅通，保护子宫健康。

2.弹脑运动。坐在床上，两手掌心分别按紧两侧耳朵，用三指，食指、中指和无名指，轻轻弹击后脑壳，每天起床弹三四下。有解疲劳、解压力、防头晕、强听力的作用。

3.挺腹运动。平卧、伸直双腿，做腹式深呼吸。深吸气时，腹部有力地向上挺起，呼气时松下。可增强腹肌弹性和力量，让深藏在女人腹腔之内的子宫也得到锻炼。

4.搓脸运动。坐在床上，先用双手中指同时揉擦两个鼻孔旁的“迎香穴”数次。然后上行搓到额头，再向两侧分开，沿两颊下行搓到颊尖会合。如此反复搓脸18次。有促进面部血液循环，增加面部肌肤抗风寒能力和醒脑预防感冒的功效。

既做“白骨精”，又做“抹布女”

“抹布女”是专门用来形容那些为了爱情牺牲自己的事业、青春，全心全意帮助爱人获得成功，最后却惨遭抛弃的悲剧女性的词汇。几乎所有的女人都不愿意让自己沦为“抹布女”，所以她们兢兢业业，爱情、事业一个都不愿意放手，却从来没有考虑过自身的健康问题。

很多现代的女性成天奔波于事业，很少做家务活，但来自各方面的压力，却在一点一滴地透支着她们的健康。她们最终的结果，很可能比“抹布女”还要惨。

其实，那些没有放弃自己和事业的“抹布女”们也一样活得很出彩。有些女人用抹布来代替拖把，瞬间把那些乏味又缺乏运动强度的家务活，变成了一种健身运动，家务与健身两不误。下面，让我们来看看，“抹布女”们是如何健身的：

1.爬行擦地法。用膝盖着地的方法趴在地上，手伸直拿着抹布，一边把背弓起，一边把抹布拖向膝盖。注意，手向前伸的距离不能太大，否则，肩关节承受的负担就会过重。爬行擦地法不仅美化了居室环境，而且由于脊柱负担的减轻，起到了保护脊椎的作用。同时四肢着地，呼吸功能也由胸式呼吸改为腹式呼吸，大大增加了氧气的摄入量。

2.爬行加蛙跳。也就是模仿青蛙的跳动，一般选择20米长的距离，在爬行擦地的过程中加上蛙跳运动，边爬边跳，一个来回算1遍，3~5遍为1组，每次5~10组。

其实，女人可以通过多做家务劳动来锻炼身体，增加氧的吸收，这有利于新陈代谢，一次擦地运动，就相当于每小时进行5千米的步行锻炼。

女人，要想获得持久的幸福，就必须要做到事业、家庭、健康都不误。但这类女人往往会很忙，没有时间去健身房锻炼身体，但是，她们可以把厨房当成健身房。女人在厨房可以做做以下几种运动：

1.臂部伸展运动。女人在拿取较高位置的调料或炊具时，不要随意地一拿了事。其实，这是参与锻炼的一个好机会，用力伸展手臂一直传递到指尖，同时双腿用力，踮脚尖。

2.单腿站立运动。在厨房中单腿站立，比如切菜时，将全身重心放在一条腿上，另一条腿则迈出一步，脚尖着地，腿用力打直，向侧面提起，保持20秒，换另一侧。这种运动可以让腿部更有力量。

3.下蹲运动。有时我们必须要蹲下才能拿到炊具，在下蹲时两腿并拢，腰部以上部位用力挺直。这样可以锻炼腰部的力量。

4.转腰运动。让自己在洗碗或洗菜时顺便多运动一下腰，不要把洗好的东西就近放在手旁，而是双脚原地不动，利用腰部力量转腰，将洗净的物品放在身后的位置。这种运动主要能增加腰部的力量。

5.跳脚尖运动。这个动作可以在很多时候用到，比如洗碗或洗菜时，可以让双腿稍稍用力，踮起脚尖，吸气，抬起，呼气，放下。做5组，每组10次。

职场“白骨精”们，如果能在平常工作之余做做“抹布女”，不仅可以缓解工作上的压力，还能起到锻炼身体，预防子宫肌瘤、子宫内膜异位症等妇科类疾病的作用，也能让自己变得更加青春靓丽，何乐而不为呢？

电脑族女人不能不学的运动妙招

很多女人都喜欢待在电脑桌前久坐不起，于是，身体开始慢慢走形，亚健康状态也渐渐出现了。这似乎还没有引起女性朋友的注意，慢慢的，开始出现腰酸背痛、内分泌失调、痛经、月经紊乱的症状，脑袋也没有以前好使了，这就是身体在向我们抗议了。健康是属于自己的，女人千万不能大意，既然我们离不开电脑桌，那么就在电脑桌前做运动吧！

下面，我们一起来学学电脑桌前的保健操：

首先，做颈部松弛运动：身体端坐，眼睛向前看，头部先向前，再向左右转动，幅度可以适当放大，动作越缓慢越好，不要打圈，每个动作保持4秒钟左右。每组动作重复10次。

其次，做腰骨运动：将双手放在椅背或两旁的扶手上，上身向后挺，做半身向后的动作，重复做10次。

然后再做抱膝运动：身体端坐，双脚平放，手臂轮流左右抱膝，每次动作保持4秒钟左右，每只脚各做10次。

最后，进行脚部运动：身体端坐，双脚平放，脚尖用力向下蹬起，足踝有拉伸感，动作保持4秒钟左右，然后慢慢放下；再以脚板为支撑，做脚尖向上的动作，每次动作保持4秒钟左右，动作重复10次。

最后，做做手腕运动：分左右手做，用左手将右手的手指和手腕拉后，然后慢慢地伸直手臂，直至手腕的前方感到被拉紧为止，每次动作保持4秒钟左右，每只手重复动作10次。

随着电脑的普及，很多职业病也开始在女人之中蔓延。我们应该警觉起来，做好预防工作。最关键的就是要把运动做到位，在运动的过程中，动作一定要舒缓到位，呼吸要均匀，以免过快的运动导致身体受到伤害。上半身应保持颈部挺直，使头部直立获得支撑，放松双肩，使其自然下

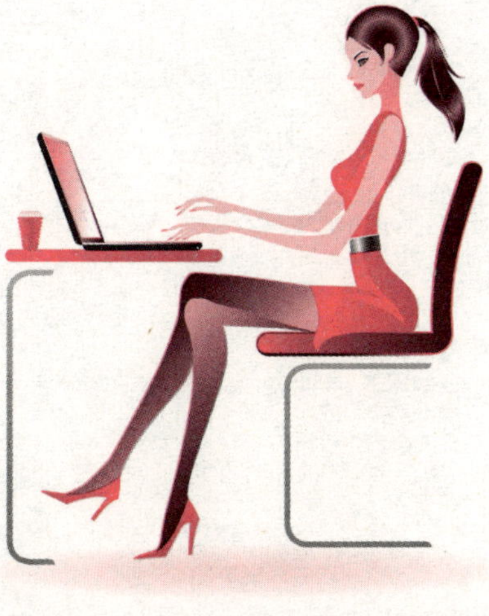

垂。动作幅度可适量加大一些，直到身体有很好的拉伸感为止。每个动作可尽量保持长时间，还要严格按照次数的安排进行。

女人千万不能等到收入越来越高时，才开始注重自己的健康问题，再去花越来越多的钱来挽回自己身体的健康，健康是金钱买不到的。我们一定要在平时多加注意，给自己最贴心的关怀。天下没有后悔药可买，人生不可以重新来过，时间如此，健康更是如此。天天在电脑桌前久坐的女人，一定要注意多运动，毕竟身体是自己的，健康才是成功的重要资本。

第七章

吃对食物，让子宫健康得恰到好处

女人，要选好早上第一口食物

“早上要吃得好，中午要吃得饱，晚上要吃得少。”这句话为我们如何科学饮食提出了规定，由此，我们也明白了应该在早餐上多花点儿心思。

一些爱美的女性朋友，常常喜欢在清晨醒来后就喝蔬菜汁或果汁，她们认为这些汁液可以清理体内废物和毒素，其中丰富的维生素更是对肌肤的呵护大有裨益。可这样的做法，却忽略了一个很严重的问题，那就是女人喜欢温热的环境。只有身体温暖了，微循环才能够正常，所以，女人在清晨起来第一口食物一定要选择温热的。从中医学上的观点来看，吃早餐是不能够先喝蔬菜汁、冰咖啡、冰果汁，以及冰豆沙的，而应当吃温热的食物。一般来说，在清晨时分，夜间的阴气未尽，大地温度尚未回升，人们体内的肌肉、神经及血管都还呈现收缩的状态，假如这个时候女人再吃喝冰冷的食物，就可能导致子宫等器官挛缩，使血液流通更加不顺。

也许，当你刚开始吃冰冷食物的时候，并不会觉得有什么不舒服的，但日子一久或随着年龄的渐长，你会发现自己开始有痛经的现象了，经期会产生较大的血块，此外，肠胃吸收营养的功能也受到了阻碍，出现老是吃，却长得不结实，或是大便老是稀稀的，或是皮肤越来越差，时常感冒，小毛病不断，这就是伤了子宫，伤了胃气，抵抗力下降的表现。

所以，女人为了呵护子宫健康，呵护自己的身体，早上第一口食物，应该是热稀饭、热燕麦粥、热羊乳、热豆花、热豆浆和热芝麻糊等，再配着吃一些蔬菜水果，以及面包、三明治等。

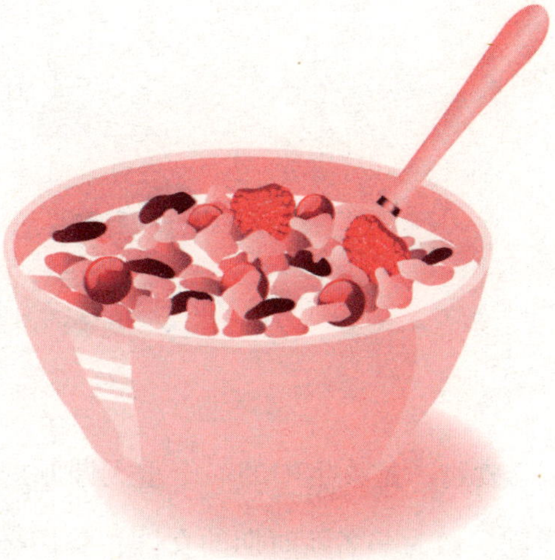

如何选择早餐也是一门学问，女人最好不要选择喝牛奶，这容易造成生痰以及产生过敏的现象，而且牛奶不太适合气管、肠胃、皮肤差，以及在潮湿地方居住的人饮用。很多上班女性在选择早餐的时候，都特别偏爱中式油炸食品如油条、煎炸饼类等或者西式的汉堡包加咖啡或牛奶、红茶等。这些都不是科学合理的选择。

中式早餐中的油条、煎炸饼类食物，虽然是我们的传统饮食，也属于温热的食物，但由于需要高温油炸，里边的油脂含量偏高。当食物经过高温油炸之后，里面的营养素便会被破坏，还有可能会产生致癌物质。中式传统早餐一般是油条配豆浆，油条中的热量比较高，油脂也难消化，再加上豆浆也属于中脂性食品，这种早餐组合的油脂量严重超标，长期食用会导致体内油脂超标，会对健康带来极大的威胁。

然而，西式早餐除了高热量之外，营养也特别不均衡，缺乏人体所需的维生素、矿物质和纤维素。如果一定要选择西式快餐当早餐，必须食用那些热量比较低的食物。总之，对女人而言，如果长期食用油炸类食品，会让体内的毒素增加，而导致身体病变或者衰老加速。

所以说，女人选择好早上的第一口食物，具有着特别重要的意义。对于那些特别钟爱油炸食物的女人来说，一定要控制自己食用的次数，可以每周吃一次，但这一天最好是吃比较清淡的午餐和晚餐。

保养子宫，女人该怎么吃？

食物，是人生中的一个重大课题。如何才能吃得更健康，这也是一门大学问。做为一名新时期的女性，我们必须了解自己怎么吃，才能吃得健康，吃出美丽！

女人，在任何时候都要注意饮食均衡，尤其要摄取富含蛋白质及铁质的食品，如蛋、瘦肉、菠菜、猪肝等。其次，服用补酒要选择合适的时间，如麻油鸡酒、人参、当归药酒虽然对女人有益，但在生产一周后才可饮用，否则就会影响到子宫的收缩，增加子宫出血的问题。此外，刚刚做完人工流产的女人，必须对各种食物在数量上、质量上，以及相互搭配上作出合理安排，以满足机体对蛋白质、糖类、脂肪、维生素、无机盐、水和纤维素的需要。

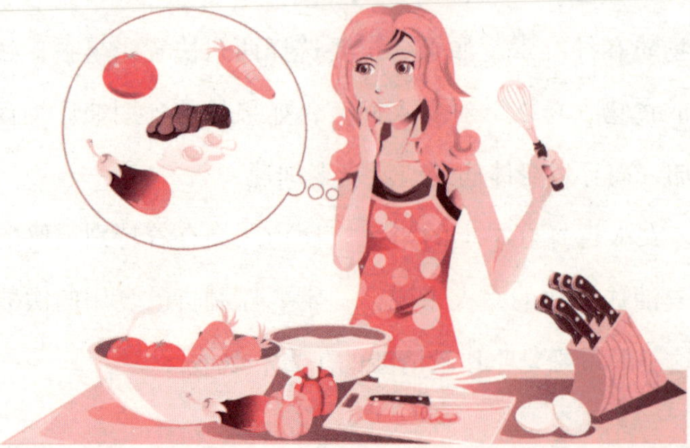

女人在最特殊的时期，应该为子宫做好特殊的保健工作。比如说，为了促进人工流产后的康复，饮食调整应注重以下几点：

1.饮食中要有充足的蛋白质摄入。蛋白质是抗体的重要组成成分，如果摄入不足，会导致机体抵抗力下降。所以说，在人工流产之后半个月内，蛋白质的摄入量应为：每千克体重1.5～2.0克，每日100～150克。所以，在这个时期的女人，要特地多吃些鸡肉、瘦猪肉、蛋类、奶类以及豆类制品等。

2.一般情况下，女人在经人工流产手术之后，由于身体比较虚弱，会比较容易出汗。所以，需要补充充足的水分，补充水分应遵循少量多次的原则，以减少水分的蒸发量；汗液中排出水溶性维生素较多，尤其是维生素C、维生素B_1、维生素B_2，所以，要多吃新鲜的蔬菜和水果。

3.在正常饮食的基础上，要适当限制脂肪。正常的饮食主要是要保证优质的蛋白质、充足的维生素和无机盐的供给，尤其是应补充足够的铁质，以预防贫血的发生。食物的选择既要讲究营养，又要容易消化吸收。不能吃或少吃油腻生冷食物，不宜食萝卜、苦瓜、山楂、橘子等有活血、理气、寒凉性的食物。应多吃易于消化的食物。

以下几个食疗方特别适合流产之后的子宫保养：

1.荔枝大枣汤。需要干荔枝、干大枣各7枚。共加水煎服，每天喝一次。本汤具有补血生津的作用，特别适用于贫血的女人，以及流产后体虚的女人。

2.鸡蛋枣汤。需要鸡蛋2个，大枣10枚，红糖适量。先在锅里加入开水煮沸，然后再打入鸡蛋，等水开了之后，再加入大枣和红糖，文火熬煮20分钟就行了。本汤具有补中益气和养血的作用。

3.糖饯大枣。需要花生米100克，干大枣50克以及红糖50克。先把干大枣洗干净后用温水浸泡，再把花生米略煮，去皮备用。然后把大枣与花生米一同放入小铝锅内，加适量的水，用文火煮半个小时，然后再捞出花生米，加入红糖，等红糖完全溶化之后收汁即成。

4.乳鸽枸杞汤。需要乳鸽1只，枸杞30克以及盐少许。将乳鸽去毛及内脏杂物，洗净，放入锅内加水与枸杞共炖，熟了之后再加入少许的盐。吃肉饮汤，每天两次。这道汤具有益气、补血、理虚的作用。适用于人流后体虚及病后气虚的女人食用。

5.豆浆大米粥。需要豆浆2碗，大米50克以及白糖适量。首先把大米淘洗干净，以豆浆煮米做粥，熬好之后再加糖调服。适宜每天早上空腹服食，具有调和脾胃、清热润燥的作用。特别适用于人工流产后体虚的女人。

子宫要健康，食物有禁忌

“病从口入”这句话说得一点儿也没错，食物以及饮食习惯，对我们身体健康的影响是非常大的。要想让子宫保持健康，除了平时吃对食物之外，还要了解一下食物的禁忌问题。

以下几种情况是日常生活中的饮食禁忌，广大女性朋友们要特别注意了：

1.在熬粥的时候不要加碱。一些女人在煮粥时习惯了加点碱进去，因为这样做出来的粥又烂又黏，而且口感也好。但是，这种方法却并不科学，会使米中的营养素，特别是维生素流失掉。其实，米糠、糙米中含有丰富的维生素，它们易溶于水，在空气和酸性环境中也比较稳定，而在中性和碱性环境中遇热则容易被破坏，尤其是维生素B_1。维生素B_1又称硫胺素，可治脚气病，能增加肠胃蠕动及胰液和胃液的分泌，增进食欲、帮助消化、促进新陈代谢。所以说，熬粥的时候最好不要加碱。

2.坏了的白菜是不能吃的。由于贮存不当，白菜会因受冻而腐烂，有些人会把烂掉的部分剔去后再食用，这种做法也是不行的。白菜中含有丰富的无机盐，当白菜腐烂时，大量细菌的生长繁殖，会将白菜中的硝酸盐变成有毒的亚硝酸盐。食用后，亚硝酸盐可使血液中的低铁血红蛋白变为高铁血红蛋白，而低铁血红蛋白，是人体内运输氧的载体，这就使血液中的输氧能力降低了，供给人体细胞的氧气少了，直接影响机体的生理活动，更有甚者可使机体严重缺氧，危及生命。

3.烹调蔬菜的时候不要盖锅盖。但凡饭店专业人员做蔬菜菜肴，都没有盖锅盖的习惯。但是在家中，不少人买了炒锅，因没有带锅盖，也会专门配制一个锅盖。认为做菜时盖上锅盖熟得快，省时又省火，其实这种做法也是不科学的。蔬菜中大都含有有机酸，但是，因蔬菜的品种不同，含有机酸的种类也会不一样，常见的有机酸种类有草酸、乙酸、氨基酸等。其中有些对人体有益，有些则对人体有害，烹调时必须将有害的有机酸去除。因为有机酸能夺走叶绿素中的镁元素，生成脱镁叶绿素，这样蔬菜的颜色就由绿色变成了褐色，失去了新鲜蔬菜的鲜绿色泽。还有的与矿物质发生化学反应，生成的化合物会对人体不利。在烹制蔬菜时敞开锅盖就是去除有害的有机酸的一种强有

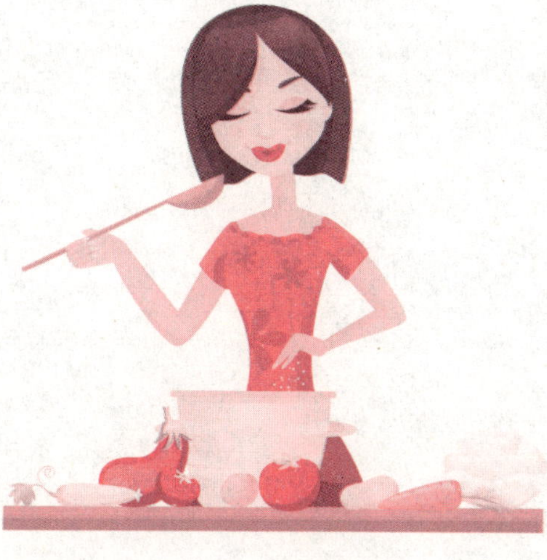

力措施。适时进行翻锅，这是因为有机酸加热分解后具有挥发性，敞开锅盖并常常进行翻锅，能使有机酸及时挥发出去，这样既除去了对人体不利的合成物质，又可避免脱镁叶绿素的生成。

4.菠菜不能直接烹调食用。菠菜色碧、汁多、根红，富含维生素C和矿物质类营养成分，但因含有较多的草酸，口感上表现出涩味。草酸为有机酸，它能够与人体中的钙直接作用，形成草酸钙沉淀，影响人体对钙的吸收。时间长了，形成的草酸钙沉淀会越来越多，若超过人体的排泄能力，将危害人体健康。草酸对人体不利，所以菠菜在烹调前必须先把这种物质大量去除。做法是先将菠菜洗净，再进行刀工处理，然后将其放入沸水锅中烫片刻，在捞入凉水中降温，此过程可去掉菜中80%以上的草酸。这样处理后再烹调食用，就不再有涩味，对人体也更有利。

5.鸡蛋不能加糖加热混吃。鸡蛋中含有丰富的蛋白质，蛋白质是由氨基酸构成的。氨基酸与糖中的果糖在加热的条件下，容易发生反应，生成另一种果糖氨基酸。果糖氨基酸被人体吸入后，有凝血作用，轻者危害人体健康，严重者可致人死命，所以应禁止食用糖煮的鸡蛋。除此之外，刚刚吃过糖类物质，最好不要再吃热的鸡蛋类物质，给胃一段排空的时间，免得使两种高营养物质化合，生成对人体有害的物质。

做健康的女人，少吃加工过的食物

要想让子宫保养得恰到好处，做个健康完整的女人，我们就应该多吃点完整的食物，少吃那些加工过的食品。那么，什么叫作完整的食物呢？完整的食物就是指那些未加工过、未精制过，还保持着食物完整面貌的食物。当然，我们这里所说的完整的食物，并不是指有机食品或绿色食物，而是指那些能让人吃到的最完整营养的食物。比如，新鲜的时令蔬果、肉类和水产品等。这些食物由于没有被加工过，还保存着许多营养成分，但是，这类食物的保质期特别短，容易腐坏或者变质，所以，通常多半在传统的菜市场或者超市的冰柜里才能找到。

因此，但凡经过各种方式加工制作而成的食物，就不能被称做完整的食物了。例如，洋芋片、牛肉干、猪肉干、豆干、水果罐头、罐头鱼、罐头肉、肉松、香肠、精制油、腌制食品，以及那些不需冷藏的果汁汽水、铝箔包饮料、面包、饼干、泡面、糖果、蜜饯、口香糖、槟榔等都是加工食物。当然，有一些加工食品也是需要冷藏的，我们也能从超市的冰柜里

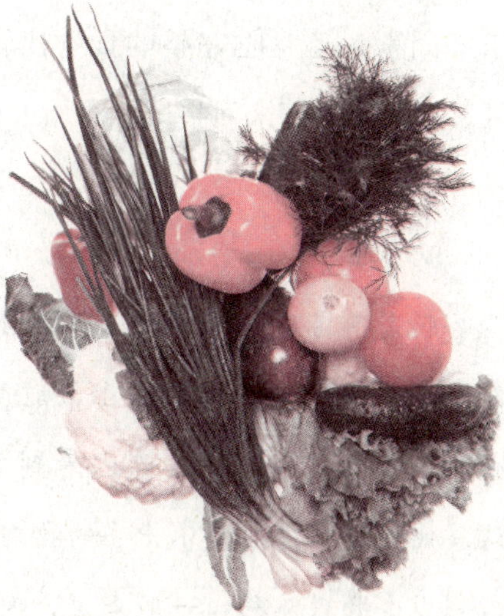

找得到，比如素鸡、鱼丸、冷冻馒头、冷冻包子、冷冻水饺等等。

这类加工食物随处可见，充斥着我们的餐桌。但是，女人对这类食物，应该敬而远之。为什么女人要少吃点加工的食物呢?

那是因为完整的食物当中，所含的能量和效用也是完整的，一旦分割开来，中间就大有文章可做了。比如说一个鸡蛋，蛋白属于凉性的，蛋黄却是温热的，蛋黄蛋白一起吃，才是性平的；荔枝吃多了容易上火，但荔枝皮却属于凉性，所以吃荔枝的正确方式是先吃果肉，再拿几个皮洗干净用来泡茶喝；同样的道理，橘子吃多了也会上火，但橘皮却有清热化痰的功效。

由此可见，大家都应该吃那些粗加工或者从未加工过的食物，这样才能保证营养的完整。现在，各种加工食品让人眼花缭乱。这些年来，从事食品加工业的人不断开发更多花样、更加独特的食品，广泛吸引了人们的注意力，使大家一看到那精致的包装，五花八门的广告宣传就愿意掏钱来购买了，很多女人更是无法抵制美食的诱惑，让自己沉溺在色香味与便利之中而不能自拔。

食物，是我们每个人都不能缺少的养分。它也与我们的健康有着紧密的关联。当然，并非所有的加工食物都不利于我们的健康，只是存在着太多的未知因素，还是吃完整的食物比较保险，比较不容易让自己身陷健康的雷区。以下，我们来列举出一些加工食品不宜多吃的五大理由：

理由之一：一些加工食品很难辨识食物本身的面貌和品质。比方说，有些香肠是用劣质或者过期变质的肉制作而成的，这用肉眼无法辨识。美国流传着这样一句话："世界上最肮脏的东西有两个，一个是政客，一个是香肠。"虽然很少有人能亲眼看到香肠的制造过程，但某些制作者都坦言承认，他们会把那些卖不出去的猪肉、牛肉和火鸡肉拿去消毒，再加入香料，来制成香肠或热狗。一般来说，肉类搁置久了以后，就会变色、变味，大家都不乐意购买，但加工成其他食品后，就为这些劣等食材披上了美丽的外衣，消费者就无从辨识了。

理由之二：无法得知加工食品中是否添加了不良的化学物质，或者其加工方式是否有害于人体的健康。

理由之三：加工而成的食物不易辨别其新鲜度。

理由之四：食物在加工的过程中，会导致许多重要营养素的流失。制作者为迎合人们的口味，增加食物的色香味，往往会添加过量的味精、盐、糖、防腐剂和氧化油脂等，这些物质一旦摄入过量，就会转化为毒素，藏到我们的身体当中去。

理由之五：有些加工制作而成的食物容易让人过敏。比方说，有些人同时吃了牛奶和鸡蛋后就会发生过敏的现象，虽然在平时会尽量避免喝牛奶时吃到鸡蛋，或吃鸡蛋后喝牛奶，但却会在不知不觉中从面包、饼干、布丁、巧克力、奶茶等其他食物中，吃到能让他们过敏的牛奶与鸡蛋。特别是有很多产品的标示不明确，有的甚至还没有标示，顾客根本无从得知里面含有什么成分。

以上这五大理由，足以说服那些爱美、爱健康的女性朋友，少吃加工过的食物了。

哪些食物可以拯救“宫寒”女?

常言道：“十个女人九个寒”。这句话的意思就是说，大多数女人都可以被称为“宫寒女”，由此可见，“宫寒”是女人当中的一种普遍现象。也是时时困扰着女人的“讨厌鬼”，它不仅能导致女人变丑、变老，更可怕的是，还会引发很多妇科病，比如痛经、月经不调以及不孕不育，等等，宫寒现象严重威胁着女人一生的幸福。

在医学上，“食疗法”也占据着很重要的地位，那么，宫寒女们在饮食上该如何注意呢?

“冷美人”是得不到健康之神眷顾的，只有做回“暖美人”，女人才能从内而外更持久、更健康地美丽下去。也就是说，女士们，特别是宫寒女们，在饮食上务必要遵循以暖为主的原则。

也就是说，女士们要忌食生冷食物，多喝热汤。女人的健康与美丽都是调理出来的，滋阴山药小排汤就是一道滋养女人的靓汤。下面，让我们来看看这道汤是如何出炉的：

所需准备的食材为：小排400克，山药150克，枸杞10克，胡萝卜30克，生姜3片，大骨汤适量，水3碗（约750毫升）。

做法：先把排骨洗干净，放入沸水中焯去血沫，再将山药、胡萝卜洗净去皮，切成滚刀块。然后，往锅里倒入3碗清水，加入姜片，待水煮开之后，将大骨汤倒进锅中。最后，放入小排、胡萝卜、山药和枸杞，待水沸腾冒气后扣上盖子加热15分钟即可。

除了这道滋阴山药小排汤之外，风靡台湾的四物汤也是宫寒女们的不错选择。四物汤具有补血调经，润肤养发，改善面色苍白、肌肤粗糙等状况的功效。但需要注意的是，四物汤必须在生理期后才能开始喝，如果喝了之后感觉有上火的症状，还得请中医看看自己所属的体质，适合什么中药滋补为宜。

四物汤的做法是：首先将排骨洗净斩块，然后汆水捞起。然后将当归、熟地、川芎、白芍各物洗干净，煮沸瓦煲里的清水，再放入所有材料，武火煮沸，转文火煲一个小时，下盐调味即可食用。

除了这两种靓汤之外，以下几种补血的食物也是宫寒女们的不错选择：

桂圆肉：桂圆肉属于温热食物，每100克的桂圆肉中含铁量大约是3.9毫克，在水果中也属含铁量相当丰富的，一般煲汤、煮粥为宜。但对于孕妇、儿童不适合。

桑葚干：桑葚干是水果及其制品中含天然铁最丰富的，大概每100克桑椹干中的含铁量为2.5毫克，是水果家族中的“补血果”。可以用桑葚干来熬粥喝，每天食用一碗桑葚粥不但可以补血，还有美容养颜的功效，但孕妇不宜食用。

干枣：干枣中最受女人青睐的便是黑枣和蜜枣，它们中每100克含铁量在3.7~3.9毫克，也可以称为是补血食物中的佳品了，而且，干枣中还含有丰富的维生素C，维生素C是促进铁离子吸收的重要物质，能够让机体对铁的吸收达到事半功倍的效果。但需要注意的是干枣中含有丰富的膳食纤维，不利于消化，因此，每日不宜多食，而且最好是煲汤、煮粥食用。

紫葡萄干：紫葡萄也是女人适宜的水果圣品之一。将葡萄晒制成干后，每100克中的含铁量在9.1毫克左右。而且葡萄在晒制程中，最大限度地保留了葡萄皮（我们知道葡萄皮的营养含量远远高于果肉），这也有利于葡萄干中一些稳定营养素的保留，如铁、锌、锰、蛋白质、抗氧化物质等。

黑豆：豆制品也是女人的福音，很多资料上都有黑豆可以让人头发变黑的记载，此外，黑豆还可以生血。黑豆的吃法随各人喜好。女人在产后，建议用黑豆煮乌骨鸡，这对调理子宫、调理身体都大有裨益。

胡萝卜：胡萝卜有“小人参”的美誉，含有大量的B族维生素、维生素C，同时又含有一种特别的营养素——胡萝卜素，胡萝卜素对补血极有益，用胡萝卜煮汤，是很好的补血汤饮。也可以把胡萝卜榨汁，加入蜂蜜当饮料喝。

菠菜：这是很常见的蔬菜，也是有名的补血食物。菠菜内含有丰富的铁质胡萝卜素，所以菠菜可以算是补血蔬菜中的重要食物。对于那些不爱吃胡萝卜的女人来说，菠菜也是不错的选择。

另外，除了多吃以上的食物之外，宫寒女们还应该服用活血化瘀、温经散寒的药膳。祛除宫寒可常喝活血化瘀的药膳：将500克莲藕、5克红花和500克排骨一起煲汤，吃肉喝汤。需要注意的是，这道汤不宜在经期和孕期服用。血寒相对较少，除了禁止吃生冷食物外，还可在医生的指导下，用点温经散寒的药物，如艾叶、生姜、当归、肉桂、川芎、熟地、枸杞、炙甘草、杜仲等。

子宫肌瘤的饮食疗法

传统的中医学认为，子宫肌瘤是由于七情内伤、气滞血瘀、脏腑功能失调所造成的。现代医学研究也发现，肌瘤组织中的雌激素受体量较正常子宫肌组织多。而子宫肌瘤发生的概率，与人体长期的雌激素含量过高所导致的内分泌失调有着重要的关系。同时，激素代谢受高级神经中枢调控，因此，神经中枢的活动，对子宫肌瘤的发生也会起到非常关键的作用。

子宫肌瘤患者，在生活中需要采取健康科学的饮食法，在饮食上要注意以下几点：

1.就餐要定时定量，切忌暴饮暴食。

2.要坚持低脂肪的饮食，多吃瘦肉、鸡蛋、绿色有机蔬菜、水果等。

3.多吃五谷杂粮，比如玉米、豆类等。

4.要经常吃些富含营养的干果类食物，比如花生、芝麻、瓜子等。

5.忌食辛辣、冷冻类食品以及酒类。

子宫肌瘤是常见的一种妇科疾病，会影响到女性的生育。因此，女性朋友们在平常的生活中要注意做到以预防为主。那么，如何才能预防子宫肌瘤呢？告诉大家一个好消息，营养专家发现，食物也是可以预防子宫肌瘤的。下面，我们可以从食疗入手，看看防治子宫肌瘤的简单食谱：

1.消瘤蛋。需要2个鸡蛋、中药壁虎5只、莪术9克。加入全部食材与400毫升水共煮，等鸡蛋煮熟后剥皮再煮，弃药食蛋，每天晚上吃一次即可。

这种食疗法具有散结止痛，祛风定惊的功效，适宜气滞血瘀型女性。

2.二鲜汤。需要鲜藕120克，要切成片，鲜茅根120克，要切碎，用水煮汁当茶来喝。本汤能够滋阴凉血，祛瘀止血。适宜月经量多，血热瘀阻型女性食用。

3.银耳藕粉汤。需要银耳25克、藕粉10克以及冰糖适量。先把银耳泡发，然后加适量的冰糖炖烂，最后加入藕粉冲服。这道汤具有清热润燥止血的功效。适宜月经量多、血色鲜红者食用。

食物是维持身体健康的不二法则，在绝大多数情况下，食疗的功效甚至比药物治疗的功效更明显。所以，对于女人来说，只要吃对了食物，子宫肌瘤也是可以预防的。除了上述三个预防子宫肌瘤的食谱外，广大女性朋友们又应该如何选择食物呢？专家称，子宫肌瘤患者应遵循以下几大饮食法则：

1.要忌食辣椒、麻椒、生葱、生蒜、白酒等刺激性食物及饮料。

2.饮食要以清淡为主，不能吃羊肉、虾、蟹、鳗鱼、咸鱼、黑鱼等食物。

3.不能吃桂圆、红枣、阿胶、蜂王浆等热性、凝血性和含激素成分的食品。

4.宜经常多吃新鲜水果、蔬菜、海带、海蜇、蘑菇、木耳、山楂等食品，忌食生冷、辛辣、酸涩食品。气血虚弱患者的饮食要有营养，并且要有利湿功能。

5.要多吃瘦肉、鸡肉、鸡蛋、鹌鹑蛋、鲫鱼、甲鱼、白鱼、白菜、芦笋、芹菜、菠菜、黄瓜、冬瓜、香菇、豆腐、海带、紫菜、水果等。

最养女人的九大食物

女人，因其特有的生理构造而需要保持充足的养分，而这种养分，多半是需要在食物中摄取的。所以，吃了合适的食物，就会让女人变得更健康、更美丽、更有涵养。

我们都知道，子宫是女人特有的生殖器官。所以，女性朋友们有义务、也有必要去维护它的健康运行。当然，在保养子宫的同时，我们也得把自己的机体养好，不然，一切都只是空中楼阁。

以下九大食物对女人的健康大有裨益，女性朋友在日常生活中，不妨常把它们摆上餐桌：

1.红米。红米中含有丰富的淀粉与植物蛋白质，能够补充女人所消耗的体力，维持机体的正常体温。它富含有多种营养素，其中以铁质最为丰富，因此有补血以及预防贫血的功效。对子宫出血的患者有很大的疗养功效。而其中所含的磷、维生素A、B族维生素，则能改善营养不良等症状，又可以有效地舒缓疲劳、改善精神不振和失眠等症状。其中所含的泛酸、维生素E、谷胱甘肽等物质，则有抑制致癌物质的作用，尤其对预防宫颈癌的作用更是明显。

2.橙子。在水果当中，一般来说，那些带酸性的水果中含有较多维生素C，而维生素C是抗氧化剂之一。它具有三大功效：即阻碍自由基破坏细胞，减少老化现象；避免防腐剂的硝酸钠及亚硝酸钠转化成致癌物质亚硝胺，对癌症患者具有保护作用；能抑制坏胆固醇的氧化及保护好胆固醇，维持血管及心脏健康。

3.胡萝卜。胡萝卜对于女性来说，有排毒美容、减肥和补血的功效。根据研究表明，胡萝卜中含有大量的纤维素、B族维生素、钾、镁等，可以促进肠胃的蠕动，有助于体内废物的排出。而其中所含的糖化酵素能分解食物中的淀粉、脂肪等成分，使之分解后为人体充分吸收和利用，所以胡萝卜是一种相当不错的减肥食品。而胡萝卜皮中所含有的胡萝卜素，能够促进血红素增加，提高血液浓度及血液质量，对治疗贫血有极大的作用。

4.黄豆。黄豆价廉物美，对于女人来说，它含有的异黄酮素又能产生与雌激素相似的效用，降低血液胆固醇，保护心脏，预防乳癌及骨质疏松的情况。

5.菌类。食用菌含有极高的营养价值，它高蛋白，无胆固醇，无淀粉，低脂肪，低糖，多膳食纤维，多氨基酸，多维生素，多矿物质。可以说，食用菌集中了食品的一切良好特性，营养价值达到植物性食品的顶峰，也因此而被称为“上帝食品”。

6.西蓝花。它是一种对女人非常有用的抗衰老食物。因为它含有抗氧化剂，可减缓女人体内的自由基，从而延缓衰老。

7.大蒜。大蒜能强力杀菌。大蒜中含硫化合物具有奇强的抗菌消炎作用，对多种球菌、杆菌、真菌和病毒等均有抑制和杀灭作用，是目前发现的天然植物中抗菌作用最强的一种。大蒜还能降低血糖，预防糖尿病。可以促进胰岛素的分泌，增加组织细胞对葡萄糖的吸收，提高人体葡萄糖耐量，迅速降低体内血糖水平，并可杀死因感染诱发糖尿病的各种病菌，从而有效预防和治疗糖尿病。

8.红酒。女人在产后喝红酒有利于身材的恢复。优质的红葡萄酒中含有丰富的铁，对女人有很大的好处，能够起到补血的作用。同时，女性在怀孕时，体内脂肪的含量会有很大增加，产后喝一些葡萄酒，其中的抗氧化剂，可以防止脂肪的氧化堆积，对身材的恢复很有帮助。

9.番茄。根据营养学家推测，女人最好是要每天食用50~100克的鲜番茄，这样即可以满足人体对几种维生素和矿物质的需要。而且，番茄中所含的“番茄素”，有抑制细菌的作用。此外，番茄中还富含充足的维生素A、维生素C、维生素B_1、维生素B_2、胡萝卜素和钙、磷、钾、镁、铁、锌、铜、碘等多种元素，以及蛋白质、糖类、有机酸和纤维素等。这些都是人体最需要的营养素。

少荤多素，净化你的血液

女人，要多吃点素食来净化自己的子宫。素食被誉为血液的净化剂，血液只有保持在弱碱性的状态下才能发挥其正常作用。素食中所含的碱性矿物质要比肉类高得多，所以说，多吃点蔬菜可以使碱性物质充足，酸性物质迅速被中和成无毒的化合物排出体外，让血液保持在弱碱性的状态下，而且，素食中的不饱和脂肪酸能分解胆固醇，可以为血管清除障碍。

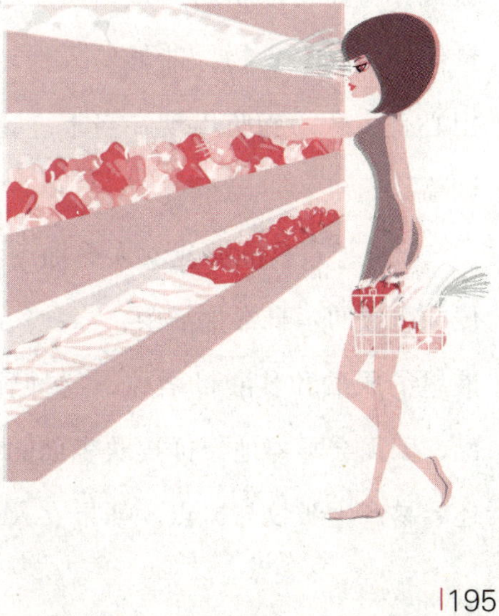

对于素食，女人们往往是半喜半忧，她们总是频频发问：吃素能让我们的身体得到全面充分的营养吗？素食中的蛋白质足够多吗？其实大可不必担心，素食完全能够满足人体所需要的营养。根据研究表明，猩猩的遗传基因98%与人类相同，然而他们终生食素，却并没有因此缺乏营养。所以说，肉类以及奶类所含的营养物质，是完全可通过植物来获取的。

而且，人体是否摄入了充足的营养素与一些疾病也有着紧密的关系。这些疾病包括女性常见的肥胖症、冠状动脉疾病、高血压、糖尿病以及子宫癌。

可以说，丰富而平衡的素食符合自然界发展的规律，并能够使我们身体健康，让我们保持着充沛的精力。现在，很多人都把素食比喻成血液的净化剂。我们日常食用的大米、枣栗、豆菇，以及青蔬等食物，为我们营建出了一个至纯至净的生活。这是因为素食可使血液清爽，能清除血液内的垃圾，还可以消除各种疾病。比如说葱类，可以起到预防热病和感冒的作用，同时还能够杀菌、止泻和助消化，甚至还可以增强记忆力；姜则能健胃发汗；蒜能够杀菌、治腹痛，对防治痢疾也有不错的效果；韭菜能够健身补肾，有解热止汗的作用；菠菜容易消化，有健身补血的功效，可防治肾脏病和贫血症等。

素食还能够让女人保持着好身材，一般来说，素食就是指植物性食物，这类食物如豆类，根茎类和叶菜类等食物，只要均衡摄取其营养，那么人体所需要的脂肪、蛋白质、维生素和矿物质都不会或缺了。另外，热量低的植物性食物，能够使人保持正常的体重，也能够使身材苗条，不必担心有多余的脂肪出现在身上。由此，因肥胖而产生的一系列病症也能够远离我们。

而且，素食能够让女人更加美丽。皮肤粗糙是由于受到体内残余毒素的侵蚀所致的。日常生活中，当我们吃了肉类、鱼类等动物性食物后，会使血液里的尿酸和乳酸量增加，这种乳酸随汗排出体外后，会停留在皮肤的表面，因而会不停地侵蚀皮肤表面的细胞，使皮肤缺乏光泽，变得粗糙，而且还容易产生皱纹与斑点。如果女人长期食用碱性的植物性蔬果，那么血液中乳酸的含量便会大量减少，有害物质也会相对减少，这样，也就大大降低了对皮肤的伤害。与此同时，植物性食物中的矿物质和纤维素，又能把人体血液中的有害物质清除掉，这就使得体内的血液得到了净化，能够完全起到自己的作用，为全身输送新鲜的养分，促使全身各器官都焕发出新的生机与活力，那么，子宫也就自然变得健康起来了。

此外，素食还能减轻肾脏负担。各种高等动物和人体内的废物，经由血液和尿液带至肾脏。肉食者所食用的肉类中，一旦含有动物血液时，更加重了肾脏的负担。所以，要想减轻肾脏的负担，就要多吃素食，这样才能让你成为一个气血充盈的美女。

汤汤水水，调养出水灵美人

“饭前喝碗汤，苗条又健康”“饭前一碗汤，气死好药方”，这些广为流传的谚语充分肯定了汤汤水水的重要性。人从口腔、咽喉、食管到胃，就好比是一条长长的管道，而且这条管道也是食物的必经之路。如果我们能在吃饭之前，先喝上几口汤，就像是给这条必经之路加上了点“润滑剂”，这样，食物就可以顺利下咽了，这有利于防止干硬的食物对消化道黏膜的刺激。

我们在吃饭的时候，也应该时不时地喝点汤汤水水，这样才能够稀释和搅拌食物，从而有利于胃肠对食物的消化与吸收。如果我们饭前不喝汤水，吃饭的时候也不喝。那么，吃完饭后不久就会觉得口渴，这是由于胃液大量分泌，使体液丧失过多所导致的。如果感到口渴了才去喝水，那么就会把胃液给冲淡，同时也会影响到食物的消化与吸收。

一项研究调查表明，饭前或者吃饭时能喝点汤汤水水，可以有效地减少食管炎、胃炎等疾病的发生。相关的资料表明，那些经常喝各种汤、牛奶以及豆浆的人，他们的消化道也总是保持着一种健康的状态。

减肥，是女人永恒不变的话题。但是，盲目地减肥，只会给身体带来危害，尤其是会严重影响到子宫健康。那么，如何才能健康减肥，做个正常的瘦美人呢？最科学的减肥方法便是“少吃多运动”。也就是说，女人的最佳减肥方式，就是通过调控主食量来控制自己的体重。在调控主食摄入量的同时，再增加一定量的运动，这便是最经济实惠、最有效无害的减肥方式了。

我们经常所说的“饭前喝点汤，苗条又健康”，其实讲的就是这个道理。饭前喝些汤，汤流至胃里后，就会通过迷走神经反射到脑干中的食欲中枢，就会导致食欲中枢神经的兴奋度下降，使我们的饭量减少到原本的2/3。如果实在没有汤喝，也可以拨点菜用开水冲一下，再喝掉，这样也会让食欲下降。喝完汤之后，吃饭的速度就会自然而然地降下来，细嚼慢咽也会增加饱腹感，这样就可以少吃一些东西了。

爱喝汤水的女人才会出落得水灵动人、健康美丽。汤的种类也很多，用不同的原料细火慢炖所熬成的汤，具有着不同的养生保健的功效。下面，我们来看看几种比较常见的汤：

1.鸡汤。鸡汤不仅味道鲜美，而且营养丰富，具有补益的功效。鸡肉中，会有一些氨基酸溶解到汤里，所以，适当地喝些鸡汤，对产妇和病人特别有益。此外，鸡汤对支气管炎和感冒也有一定的疗效。鸡汤是女人调养子宫的一道重要靓汤，是气血虚弱、产后体弱者的营养佳品，正常的女人食用后也有加强营养、增强食欲的功效。

2.骨头汤。猪骨头中含有一定量的钙质。可以把骨头砸碎后，再加点醋来熬汤，这样有助于钙质溶解在汤里。用牛骨所熬成的汤，其药用价值比猪骨汤高得多。牛骨头中所含的磷脂质和磷蛋白，是人体大脑不可或缺的营养物质。此外，牛骨头中还含有丰富的骨胶原，具有抗衰老的作用。人衰老的重要原因便是骨髓功能的逐渐衰退，而骨髓老化便是由于缺乏骨胶原所导致的。因此，经常食用骨头汤，有利于缓解人体组织的老化。

3.蔬菜汤。新鲜的蔬菜中含有大量的钾、钠、钙、镁、叶绿素和纤维素，有些微量元素会溶于汤中，饮用之后可使体液保持在正常的弱碱性状态下，可以防止血液酸化，从而有效地减少了疾病的发生。若能经常适量地喝些蔬菜汤。还能让人体内细胞内所沉积的污染物和毒素随着大小便一起排出体外。

4.面汤。有些人吃面时从不喝汤，其实，面汤中溶解有大量的卵磷脂，这种物质被人体肠黏膜吸收之后，可以进一步转化为乙酰胆碱。能够补充大脑中神经细胞的传递介质，从而起到增强人脑记忆力的作用，此外，还有助于防治老年性痴呆症。

5.大米汤。米汤中有丰富的B族维生素和淀粉等营养物质，对消化不良、胃痛、腹泻、失水等症状具有一定疗效，此外，还有丰润肌肉、美白皮肤的作用。

以上几种汤都是很常见，做法也特别简单的，虽然说汤汤水水可以滋养女人，但也要喝得时宜才行。如果养成饭后喝汤的习惯，便会让女人越喝越胖，这也是与女人的初衷相悖的。如果吃饱了饭之后再喝汤，胃就会被撑得很大，而且汤里溶解了很多脂肪，热量极高，所以饭后喝汤便会让人越喝越胖。

豆浆，女人的纯天然保养品

“一杯鲜豆浆，天天保健康”，豆浆，我们再熟悉不过了，很多女人也都把豆浆当成是早餐的必备食物。鲜豆浆不仅营养丰富、美味可口，还富含人体所需要的优质植物蛋白，以及多种氨基酸、维生素和钙、铁、磷、锌等微量元素，并含有五六种可有效降低人体胆固醇的物质。加之豆浆又易于消化吸收，对高血压、冠心病、糖尿病以及骨质增生的患者大有益处，更重要的是，它还具有预防子宫癌、防衰老、降脂降糖、增强免疫力的功效。所以，很多人都认为豆浆是上天给予女人的恩赐。

相传，豆浆是西汉淮南王刘安所发明的。据说淮南王是一位有名的孝子，有一次，他的母亲窦太后生病了，淮南王便去探望母亲，在服侍母亲的同时，他还每天一大早就起床把黄豆泡好，磨成豆浆给母亲喝。就这样，在刘安的悉心照料下，窦太后的病很快就有好转了，从此，豆浆也渐渐在民间流行起来。

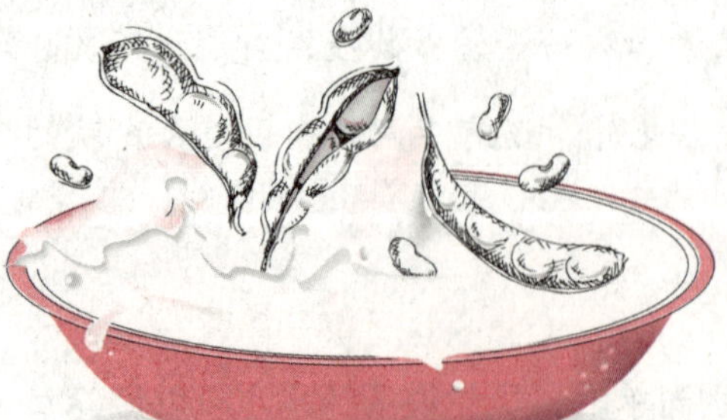

根据《本草纲目》中记载，豆浆性平味甘，能利水下气、制诸风热、解诸毒。常常喝豆浆，可以预防骨质疏松和便秘。豆浆对女人来说，更是圣品，常喝豆浆可以减少青春痘、暗疮，让女人的皮肤白皙润泽。更年期的女人如果能每天喝一杯豆浆，还可以帮助调节内分泌系统，减轻并改善更年期症状，滋润子宫，延缓衰老。

尽管豆浆营养丰富，是呵护子宫健康的重要食物之一，但喝豆浆也有不少学问，女性朋友可要多多注意了。

1.不能喝没有熟透的豆浆。有些人喜欢买生豆浆回家自己加热，一看到豆浆上面开始有泡沫就误以为已经煮沸了。其实这时还没有煮熟，是豆浆中的有机物受热膨胀形成的气泡。没有熟透的豆浆对人体是有害的。因为豆浆中含有毒物质，会导致蛋白质代谢障碍，并对胃和肠道产生刺激，引起中毒的症状。比如有的人喝完豆浆之后胃会不舒服，或者拉肚子。这是因为豆浆没有煮透。豆浆中所含的胰蛋白酶和皂角毒素会刺激胃和肠道，从而引起恶心、呕吐，还会导致腹泻。一般豆浆煮到80℃的时候，就会出现假沸现象。这时候，很多人就误以为豆浆已经煮熟了，其实，这时候还需要继续煮3~5分钟，豆浆里的有害物质才能被破坏。所以，豆浆一定要在100℃的高温下煮沸才可以放心食用。

2.不能在豆浆中打鸡蛋。有些人喜欢在豆浆中加个鸡蛋，以为这样吃起来会更加有营养。但这是极为不科学的，因为鸡蛋中的黏液蛋白，容易与豆浆中的胰蛋白酶结合，产生一种无法被人体所吸收的物质，会大大降低对营养物质的吸收。

3.在豆浆中不宜加红糖。虽然往豆浆中加点红糖喝起来会更香甜，但是红糖中的有机酸和豆浆中的蛋白质结合之后，会产生变性沉淀物，会破坏豆浆中的营养成分。

4.不宜用保温瓶装豆浆。豆浆中含有能除掉保温瓶中水垢的物质，在温度适宜的条件下，以豆浆作为养料，瓶内的细菌会大量繁殖，经过几个小时就会让豆浆酸败变质。

5.不能过量饮用豆浆。过量地饮用豆浆可能会导致蛋白质消化不良，出现腹胀、腹泻等现象。

6.不宜空腹饮用豆浆。豆浆中的蛋白质大都会在人体内转化为热量而被消耗掉，无法充分起到补益的作用。但如果能在喝豆浆的同时，再吃些面包、糕点、馒头之类的淀粉类食物，便能够让豆浆中的蛋白质在淀粉的作用下与胃液充分地发生酶解，使营养物质能够充分吸收。

此外，胃炎、肾功能衰竭者需要低蛋白饮食，而豆制品中含有丰富的蛋白质，其代谢产物会增加肾脏的负担，应禁止食用。而且豆类中的草酸盐可与肾中的钙结合，容易形成结石，会加重肾结石的症状，所以肾结石患者也不宜食用。另外，痛风是由嘌呤代谢障碍所导致的疾病。豆浆中的嘌呤含量极高，所以痛风病人也不适宜饮用豆浆。

一日三颗枣，养好子宫不显老

大枣，也是女人养生必不可少食物之一。大街小巷中都流传着“一日食三枣，百岁不显老”“要使皮肤好，粥里加大枣”的说法。

我们每个人都畏惧时光，害怕衰老，害怕变丑，尤其是女人。那么，作为一个女人，该怎样吃才能让自己的美丽和青春永驻呢？很多人为我们积累出了一条重要的经验，那就是：每天都要坚持着吃上三颗枣。多吃大枣，能养好子宫，让雄性激素正常分泌，继而延缓衰老。

大枣不仅有着极佳的美容功效，还是补血的佳品。

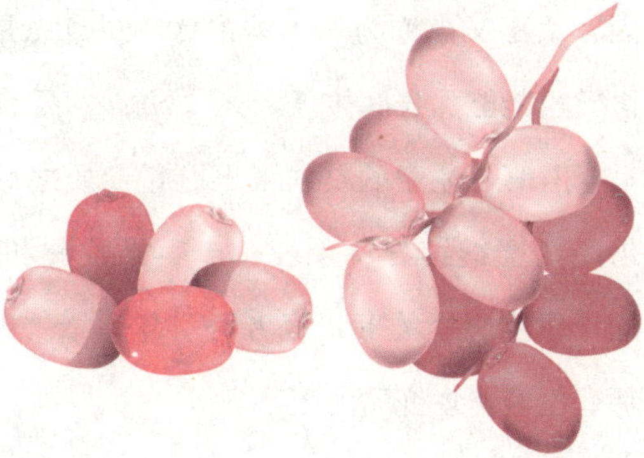

我有一个叫作美美的发小，从前的皮肤老是黯淡无光，脸上还时不时就会有小痘痘来光临。但最近见到她后便发现她的皮肤已经变得白里透红，且有光泽，连小痘痘也都不见了。后来，她告诉我们，她的皮肤之所以能有如此大的改善，完全是靠着大枣的帮忙。她说，大半年下来，她每天都会坚持吃上至少三颗大枣，慢慢地，皮肤就变好了。

根据检测表明，大枣中含有人体不可缺少的营养物质，如蛋白质、脂肪及多种矿物质元素钙、磷、铁等，尤其是含有大量的维生素A，B族维生素，以及维生素C。

中医学认为，大枣最能滋养人的血脉。因此也向来被民间视为补气益血的佳品，能够治疗面容枯槁、肌肉失润、气血不正等症状。而且，大枣还能防治贫血、发绀、女人更年期情绪烦躁等症状。

现代的医学上也表明，大枣中所含有的环磷酸腺苷具有扩张血管的作用，能够改善心肌的营养状况，可以增强心肌的收缩力，对心脏的正常活动具有重要的意义。而且，大枣中的山楂酸还具有抗疲劳的作用，能够增强人的耐力。另外，大枣还能够减轻毒性物质对肝脏的损害。

由此可见，大枣也具有极其重要的药用价值。相关的医学文献中都记载着许多以大枣做食疗的药方。比方说治胃病可以把大枣去核，再加入胡椒水煮熟，然后去胡椒吃枣喝汤；治贫血可以用大枣100克浓煎，食枣饮汁，每天喝3次；把大枣与淮小麦、甘草煎汤饮服，对血小板减少性发绀、妇女更年期发热出汗、心神不定、情绪易激动等都具有不错的疗效。正是由于这些原因，大枣又被称为“木本粮食”。意思是说吃大枣不仅能够治病，还可以充饥，也能够强身健体。

但值得注意的是，大枣腐烂变质之后，能够让微生物繁殖加快，枣中的果酸酶会继续分解果胶，产生果胶酸和甲醇，甲醇可再分解生成甲醛和甲酸。食用腐烂的枣，轻者可引起头晕，重则可危及生命，所以，千万不要吃那些已经腐烂变质的枣。

肌肤灰暗，试试用南瓜补血吧

常言道：“十个女人，九个贫血。”而血对子宫又有着十分重要的意义，所以，为了呵护子宫的健康，女人还必须做好补血工作。

贫血的女人一般表现为头昏无力、肌肤灰暗无光。对这种女人来说，可以试试多吃点南瓜来补血。

经常吃南瓜，可以预防便秘，能保持大便通畅，能让肌肤丰美。对女人来说，南瓜更是具有美容养颜的功效。清朝时期，名臣张之洞曾多次建议慈禧太后多食南瓜。清代的名医陈修园也认为南瓜是补血的圣品。

《本草纲目》中说南瓜具有补脾胃、益气的功效。《医药纂要》中也指南瓜具有益气救肺的作用。南瓜之所以会受到如此高的评价，完全是因为它是一种极富有营养的绿色健康食品。

南瓜是一种葫芦科植物，又被称为麦瓜、番瓜、倭瓜或金冬瓜，原产于亚洲南部，目前，在我国各地都有着广泛的栽种。嫩瓜可以作为蔬菜，其味道甘甜爽口，是夏秋时节最受欢迎的瓜菜之一；老南瓜可作为饲料或者杂粮，所以有很多地方也把南瓜叫作“饭瓜”。

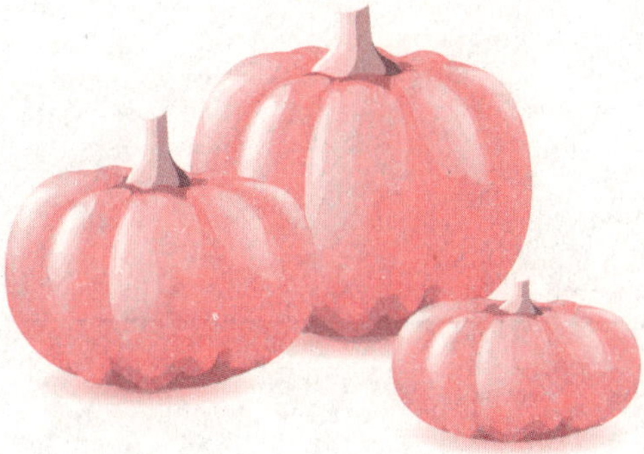

不要小看了这其貌不扬的南瓜，它所含的营养成分却比较齐全，其营养价值也比较高。嫩南瓜中维生素C，以及葡萄糖的含量都比老南瓜中的高，但老南瓜中的钙、铁、胡萝卜素含量却比嫩南瓜高，这些营养素都是人体所必需的。

中医学上认为：南瓜味甘，性温，具有补中益气、消痰止咳的功效，对气虚乏力、肋间神经痛、痢疾等症状有很大的疗效，除此之外，还可以驱蛔虫、治烫伤。可以说南瓜浑身都是宝，其茎含有丰富的纤维素，也可以食用。其种子也可以食用或者用来榨油。

南瓜和南瓜子都有一定的药用价值。俗话说得好：“药补不如食补”。南瓜不仅能补脾胃、益气，还可以预防脑卒中。因为南瓜中含有大量的对人体有益的油脂，对高血压的治疗有一定功效。南瓜子可以炒着吃，每日食用量以20~30克为宜。近几年来，国内外很多专家开始对蔬菜进行进一步研究，发现南瓜中含有丰富的营养物质，如果长期食用，还具有保健和防病治病的功效。根据相关研究资料显示，南瓜自身中所含有的特殊营养物质，能够增强人体机能的免疫力，能够防止血管动脉硬化，而且还具有防癌、美容以及减肥的作用。如今，南瓜在国际上已被视为特效保健类蔬菜之一。

蜂蜜，好女人一生的滋养品

气，是维持女人生命的源泉，也是让子宫常盛不衰的秘诀。所以，在饮食当中，女人也应该多多注意补气。

蜂蜜是女人的良好滋养品，它不仅能够补益脾气和肺气，还具有美容养颜的功效。平时爱美的女性朋友应该注意了，大枣补血、蜂蜜补气，应在日常生活中坚持食用。

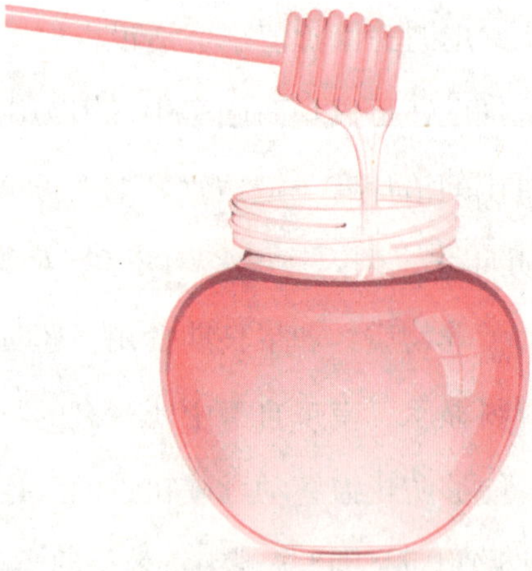

蜂蜜味甘、性平，归脾经、肺经和大肠经，是上好的药食两用的保健品，女人应该坚持食用。特别是对那些容易受便秘困扰的女人来说，经常食用蜂蜜能够利肺气、通肠道。而且，清洁的肠道，规律的排便，也是人体健康的基础。

虽然蜂蜜具有补气的功效，但不是所有蜂蜜的补气效果都是一样的，也是有所讲究的。这主要得看蜜源，也就是看蜜蜂是采了哪种花酿造成的。一般来说，如果蜜源也是具有补气作用的植物，那么这种蜂蜜补气的功效也会更胜一筹，比如黄芪蜜、党参蜜与枸杞蜜的补气功效都是一流的。

黄芪蜜是一种著名的补气蜂蜜。这是因为黄芪本身就是一种治疗气虚必不可少的药物，它可以益气固表、利水消肿，从而起到升举中气、强身健体的作用。这种蜂蜜最适合气虚多汗的女人食用。

党参蜜是一种非常少见而珍贵的蜂蜜，它是由蜜蜂采集党参的花所酿造的。食用党参蜜可以补中、益气、生津，对治疗脾胃虚弱、气血两亏、体虚无力有很大的功效。

枸杞蜜是一种非常名贵的中药，它集蜂蜜与枸杞的精华于一体，具有补肾益精、养肝明目、润肺止咳的作用。

天然蜂蜜中含有大量的植物雄性生殖细胞，其中含有一种内分泌素，和人体垂体激素相仿，有明显活跃性腺的生物活性。另外，天然蜂蜜中的糖极易被人体吸收，对精液的形成十分有益。

营养分析表明，蜂蜜中含有大约35%葡萄糖，40%果糖，这两种糖都可以不经过消化作用而直接被人体所吸收和利用。蜂蜜还含有与人体血清浓度相近的多种无机盐，还含有一定数量的维生素B_1、维生素B_2、维生素B_6及铁、钙、铜、锰、磷、钾等。蜂蜜中含有淀粉酶、脂肪酶、转化酶等，是食物中含酶最多的一种。酶是帮助人体消化、吸收和一系列物质代谢及化学变化的促进物。蜂蜜的气味芳香可口，从营养和保健价值来看，不仅是滋补、益寿延年之品，还是治病之良药。

多吃温性食物，补补女人的阳气

“万物之生由乎阳，万物之死亦由乎阳”，可以说，阳气是我们生命的动力。女人虽属阴，但也必须要有充沛的阳气才能够精神饱满，充满活力，让自己健健康康的。

春季是一个非常适合养阳的季节，女人们在这个时节，应该多吃一些能温补阳气的食物，特别是那些有特殊“气味”的食物，这样才能不断充实自己身体里边的阳气。根据春生、夏长、秋收、冬藏的学说，春季气温上升，万物生发，阳气越来越旺盛，人体的新陈代谢和生理功能都进入了活跃期，此时最适宜养阳了。

养阳的食物有很多，如胡萝卜、香椿、豆腐、荠菜、芹菜、莲藕、樱桃、荸荠、百合、银耳、蘑菇、鸭蛋、豆芽等。养阳的药粥品种也很丰富，例如山药大米粥，人参粥、核桃粥、栗子粥、枸杞粥、牛肉粥、羊肉粥、猪肝绿豆粥、梅花粥等都是不错的选择。

除了以上食物外，以下几种具有“特殊气味”的食物更具养阳的效果：

1.韭菜。又叫作“起阳草”或“洗肠草”。根据《本草纲目》中所记载，韭菜是春香、夏辣、秋苦、冬甜，所以，在春天吃韭菜正好适宜。韭菜不仅能驱阴散寒，对宫寒女性尤为适宜，还能增强脾胃之气，能促进胃肠的蠕动，可以预防习惯性便秘，但需要注意的是，隔夜的熟韭菜是不能食用的。

2.韭黄。这是经过软化栽培处理后的韭菜品种，是控制光照条件下的韭菜。虽然韭菜和韭黄是同一种植物，但这二者的营养成分、功效却不相同，韭菜含有丰富的膳食纤维、胡萝卜素、维生素C、叶绿素，以及脂肪、蛋白质和辛香挥发物硫化丙烯；韭黄含有蛋白质、脂肪、铁、胡萝卜素、维生素C等营养物质。但同样的，韭黄也是一种不错的养阳食物。

3. 大蒜。印度医学的创始人查拉克曾经这样说：“大蒜除了它讨厌的气味之外，其实际价值比黄金还高。”大蒜是一种多年生的草本植物，按皮色不同可以分为紫皮蒜和白皮蒜。它有极强的杀菌能力。此外，大蒜还有促进新陈代谢、增加食欲、预防动脉粥样硬化和高血压的功效。最重要的是，大蒜性温，能够补充人体的阳气。

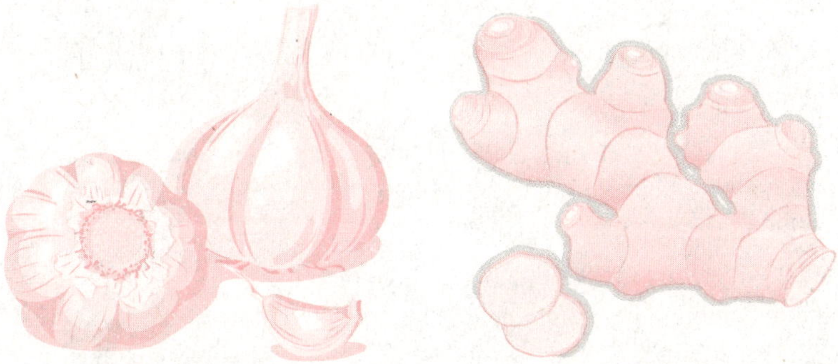

4.生姜。生姜是助阳之品，生姜有个别名叫“还魂草”，姜汤也叫作“还魂汤”。生姜味辛、性微温，入脾、胃、肺经，具有发汗解表、开胃止呕、温肺止咳、解毒杀菌、防癌的功效；还能改善睡眠，对于常常失眠的女人来说，将15克左右碎生姜用布包好放在枕边，连续使用一段时间，睡眠质量将得到很大改善。

5.葱。根据种类可以分为大葱、分葱、胡葱和楼葱四个类型。葱可以解热、祛痰、健脾开胃，能增进食欲，能抵抗病菌和病毒，还能补阳散寒，提高人体的免疫功能，防癌抗癌。所以，聪明的女人都不会轻易离开葱。

第八章

女人要暖养，莫让子宫变“冷宫”

好生护理，别让子宫在天冷的时候“感冒”

每到天寒地冻的时节，一些女人总会手脚冰冷，嘴唇乌紫，脸色发青，形容枯槁，没有半分血色。甚至走起路来也是驼背耸肩，毫无优雅可言，没有半点女人该有的曼妙风采。还有一些女人，在冬季皮肤容易过敏，每到天冷的时候脸上就会布满了小疙瘩，严重时还会冒脓水。

寒冬，严重影响到了女人们的生活，不仅损害了她们的容颜，也损害了她们的健康，尤其是子宫的健康。因此，大多数的女人都害怕过冬。

中医学上认为，女人之所以怕冷，是因为女人属阴，女人阳气衰微，气血不足，卫阳不固，因此不能温煦肌肉以抵抗外来寒气的侵袭，所以天生就畏寒。现代医学上认为，女人比男性畏寒，首先是因为男人身上的肌肉多、脂肪少，而女人身上的肌肉少、脂肪多。肌肉在使糖类和脂肪氧化的过程中，消耗掉大量的热量，散发出大量的热能。所以男人的新陈代谢快，女人的新陈代谢慢，男人的体表要比女人的体表温暖一些。

其次，从生理角度看，对于冷，女人更为敏感，因为女人皮肤里的“传感器”比男人更敏感，会更快地把“冷”的信息传递到大脑。大脑接受信息后，会命令血液循环系统从皮肤、四肢退守到躯干。所以说，从中西医两方面来看，女性畏寒都是有原因的。不是一个个别性的问题，而是一种普遍的现象。

在寒冷的时候，如果不注意保暖，女人的健康就会大打折扣，比如患伤风感冒、胃痛、下腹痛，等等，甚至严重殃及子宫，使子宫也“感冒”了，

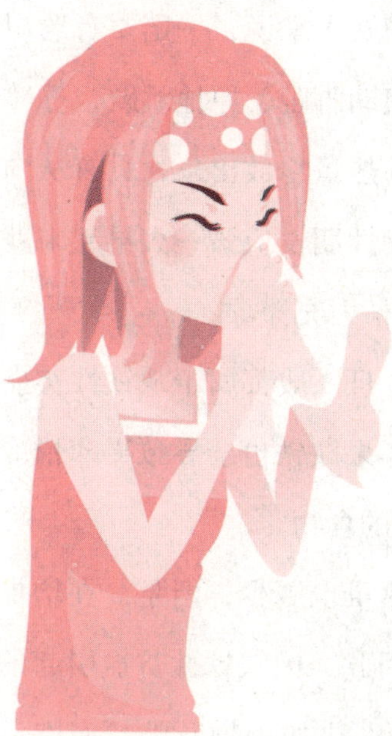

使人的脸色乌青，气色差。所以说，女人在寒冷的时候要防止子宫“感冒”，要注意保暖工作，那么，具体该怎么做呢？

首先，是要注意脚部的保暖。大家都知道，我们身体里面的血液循环，是靠心脏和肌肉的收缩与舒展来共同完成的。人的双脚离心脏的距离比较远，因此血液相对而言供应得少，如果受凉了，便会使微血管痉挛，进一步减少血液循环的量，这样也会间接影响到子宫。此外，脚的表面脂肪少，因此，保温能力本也就很差。常言道，“病从口入、寒从脚入”，女人要保护好自己的子宫，就要防止寒气入体，就要先让双脚保暖。脚的保暖关键在于锻炼和穿好鞋袜，保持鞋袜、鞋垫干燥。因为湿度能加剧双脚的温度散发，造成微血管痉挛、供血受阻和组织坏死，影响血液循环畅通。

其次，要摄入足够多的热量。在天寒地冻的季节，女人常常由于阳气虚弱而非常怕冷，要想让身体暖暖的，除了注意保暖之外，还要每天都摄入一些具有御寒功效的食物来进行温补和调养，以达到温养全身组织、促进新陈代谢、改善血液循环的作用。像羊肉、狗肉、甲鱼、虾、鸽子、鹌鹑、海参、枸杞、韭菜、胡桃、糯米等温性食物，对女人来说，既能御寒又有滋补的功效，不妨多吃点。此外，还要相对增加脂肪的摄入量，例如在吃荤菜时注重肥肉的摄入量，或者是在炒菜的时候多放些油等。

此外，办公室的女性更要多加运动。一些女性朋友在上班的时候，常常对着一台电脑，一坐就是一整天，除了手指头在键盘上运动外，身体的其他部位都是稳如泰山，导致血液循环较慢，这也加剧了女人在冬季手脚冰凉的现象。所以，对那些久坐或工作中长时间站立的女人来说，一定要有意识地让自己多多走动，比如伸伸手指、手臂绕圈、扭动脚趾、原地跳跃，等等。这些小动作都能够恰到好处地把身体里面多余的热量释放出来，具有从内部“加热”身体的作用，促进血液循环。所以，女性朋友应该一大早起来就活动活动身体，打开关节，这样才能让你一整天都精力充沛。

最后，大部分的女性朋友都有贫血的现象，且一般都属于缺铁性贫血。因此，大部分女人都应该补铁。女人的血液中如果缺铁也会导致畏寒怕冷，所以在天气冷的时候，女人要及时补充含铁量高的食物。

贫血女人的体温要比正常人的低，产生的热量也更少，但是，在增加铁质的摄入后，就会让其的耐寒能力明显增强。因此，因缺铁性贫血引起的畏寒女性，可有意识地增加含铁量高的食物摄入，比如动物肝脏、瘦肉、菠菜、蛋黄等食物。

此外，在生活的细节上，女人也要多加注意。比如待在空调房中不要穿得太少，要保护好腹部，不让子宫受寒；在体温较低的早晨，可以喝杯热茶、热咖啡、热牛奶来暖胃！在你工作的办公椅上，放一个棉布坐垫，既舒服又暖和，还能防止冰冷的坐椅吸收你的热量。晚上睡觉前，还可以好好泡个热水澡，或者在浴缸中撒一把盐，都会让你获得意想不到的热身效果。因为盐能促进人体的血液循环，让身体保持暖和。

总之，保暖，是一件很细致的事情，也是一件极其容易做到的事情。在寒冷的冬天，女人要想保护好自己的子宫，想要拥有动人的姿色，就要做好“暖”的功夫，把好“热身”的关！

多管齐下，为子宫保暖

女人下半身受凉后，容易引起宫寒，从而引起痛经以及各类妇科疾病，情况严重的还会影响到生育。所以说，女人一定要保护好子宫。

寒冷是让子宫病变的因素之一，女性朋友必须得注意。女人的子宫应随时保持暖和的状态，也就是要保暖才行。女人的生殖系统最怕冷。下半身着凉会直接导致女性宫寒，除了手脚冰凉、痛经外，还会造成性欲淡薄、缺乏欲望。宫寒造成的瘀血，导致白带增多，阴道内卫生环境下降，从而引发盆腔炎、子宫内膜异位等病症。

中医常说“暖宫孕子”，只要子宫、盆腔气血通了，女人就具备了能够怀孕的硬件。而子宫一旦受寒，就会导致血行不畅，让面部长斑，同时体内的能量也不能润泽皮肤，皮肤就会缺乏生气了。

为了避免子宫受寒，女人一定要多管齐下，一起进行子宫保暖大作战，除了不吃生冷食物，不贪凉之外，还可以通过暖敷和泡澡等方式来解决经期不顺、痛经等问题。

女人想要让妇科疾病得到改善，首先就要做好子宫保暖工作。可以通过暖敷的方式，刺激与妇科疾病有关的穴道，让滞瘀的血液循环能够通畅，这样才能消除子宫寒凉的问题。

中医学上认为，暖敷以下两个地方，可以起到子宫保暖的目的：

1.肚脐下方。这是一个能调整激素平衡的穴位，位置处于肚脐与耻骨之间中央部位的略下方。但要找出正确的穴道位置并不容易，因此建议可隔着内衣裤，将暖包放在此穴道上面，连同周围一起温热，这样的效果更佳。如此，能够促进子宫与卵巢附近的血液循环，调节激素的分泌，暖和女人的子宫。

2.仙骨附近。仙骨是处在背骨前端，与尾椎骨连结的部位。以尾椎骨为顶点，呈一个倒三角形。温热这个地方，子宫与卵巢也会跟着温暖起来，生理疼痛的症状就可以得到改善了。

另外，就中医来看，与子宫、卵巢有关的穴位分布在大腿，会因反映子宫的冰冷而使身体感到寒冷。所以说，女人穿着裙子的时候，里面最好多穿件较为保暖的贴身四角裤，以避免让大腿吹到冷风。

泡澡也是子宫保暖的重要手段。泡澡可以提高全身的代谢，女人们可以试着泡在40℃左右的热水里，大概10分钟就可以了，这能改善骨盆的血液瘀滞。如果能再搭配下面的动作效果更佳：

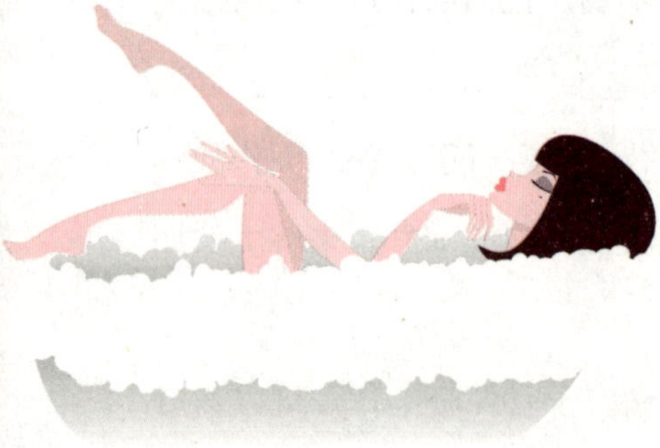

1.泡澡腹式呼吸。盘坐在澡盆中，把手放在腹部，从鼻子慢慢吸气，直到小腹充满空气突出，然后再慢慢的从嘴巴吐气，直到小腹的气体完全吐出。如此重复10次，可以让骨盆内的血液循环变好。

2.泡澡缩肛运动。将盘坐的双腿伸直，放松身体，进行缩肛运动，将肛门紧缩、放松。也是重复10次，这样能锻炼支撑子宫的骨盘底肌肉，可以改善骨盘内的血液循环，如此一来，女人的下半身就不会感到那么冷了。

女人，你是如何熬成“宫寒女”的

“宫寒”在中医学上指的是女性子宫（包括输卵管、卵巢等）的寒冷症。“宫寒”症状的表现首先可能是痛经或者月经不调，然后接着可能会导致性欲降低，最糟糕的是宫寒还有可能会让子宫的温度降低，不利于胎儿的生长，即使怀孕了也极为容易导致流产，所以，临床医学上就出现了宫寒性不孕症。

最近几年来，宫寒已逐渐成为了可以“匹敌”阴道炎的又一大女性健康杀手。据调查发现，很多女性都患有宫寒症，这为女人的健康，尤其是生育健康带来了严重的危害。所以说，做个健康的女人就要从保暖开始，积极预防宫寒症。

造成女性“宫寒”的原因有很多种，一方面与女人的体质紧密相关，有的女人平时就极为怕冷、凉手凉脚，这便是由于体内的阳气不足，出现了“宫寒”的症状。另一方面也与不良的生活习惯息息相关，比方说有些女性特别爱吃冷饮、冬天也着装单薄等，这些生活上的细枝末节都可能导致女人变成“宫寒女”。

宫寒让很多女人苦不堪言，那么“宫寒”都表现为哪些症状呢？

对于宫寒，大部分女人对自己都不太了解，不能肯定地说出自己是否是真正的宫寒。下面，我们归结出几种宫寒的症状，如果女性朋友在平常也有这种表现，那就是患有宫寒了，这时，就应该在平日里好生保养。

1.小腹比身体的其他地方都要胖。有些女人全身都特别瘦，但小腹却显得特别的胖，这就是因为子宫热量的不足，为了维护自身的生理功能，脂肪就充当起了“护宫使者”，子宫越冷，身体就越需要囤积脂肪，于是就引起了小腹发胖。甚至有一些寒性体质的女人，不光是小腹发胖，身体的其他地方也会发胖。

2.痛经特别明显。患有宫寒的女人，在月经前小腹会有明显的坠胀感，还会出现白带增多、腰酸痛、乳房胀痛的现象。经期时，小腹会发凉，月经的颜色呈黑色并伴有血块，而且疼痛难忍，个别还有反胃、呕吐的现象，甚至需要输液治疗。

3.月经不调，手脚冰凉。患有宫寒的女人，每个月的经期都不会很规律，多数错后，不但量少，颜色也比较淡，精神状况比较差，面色黯黄，排尿比较频繁。平时则表现为性欲减退，全身凉，尤其是手脚凉，比一般人怕冷。舌质淡苔白，喜欢吃辛辣的食物，而且经常感到全身没劲。

女性朋友当发觉自己患了“宫寒”之后，最明智的办法就是到正规医院接受治疗。在治疗期间，还应该注意改变自己的不良生活习惯，避免吃生冷食物，少吃白菜、白萝卜等虚寒性的食物。

聪明女人会过冬，身体处处温暖需呵护

一到了冬天，对于女人而言，温度和风度就像鱼和熊掌一样不可兼得，要么裹得像个粽子毫无曲线可言，要么就只能在寒风中美丽“冻”人了。其实，女人身体上有几个最关键的部位，在寒冷的冬天，保护好这些部位，你既可以美丽，又可以动人了，最关键的是还不会把自己熬成宫寒女了，可真是一举数得！

首先，保暖要从“头”开始，洗完头发后，要马上吹干它。中医认为，头部是人体阳气汇聚的地方，全身的阳气都从头部开始的。所以做好头部的保暖工作尤为重要。很多女人喜欢在早上洗头，头发未干就出门上班了，这是非常不科学的，殊不知，湿头发被风一吹，头皮上的血管收缩就会刺激神经，然后迅速引起头疼。常此以往，头上的湿气就会进入人的身体中，使身体受寒。所以，女人在早上洗完发后，一定要吹干了再出门，晚上也要等头发干了再睡。冬天出门时，最好再选个漂亮的帽子戴上，这样全身就都会暖和了。

其次，要保护好脖子的温暖。颈部是人体的“要塞”。在冬季，如果不穿高领衣服，稍有点寒风钻进脖子里，就会冷得全身打冷战。因此，颈部最怕冻。尤其现代大多数女人都长时间用电脑，容易造成颈部肌肉僵硬，如果加上冬季风寒袭击，背部就会受凉，肌肉容易痉挛、疼痛，这种疼痛会放射到肩上区、腹部以及全身等。所以，即使你有个漂亮的脖子，在冬天的室外，还必须

得把它藏起来。系条围巾或者丝巾，不仅能保暖，还能消除脑疲劳。

第三，手上的保暖工作不能忽视。都说手是女人的第二张脸，它极容易暴露女人的年龄与生活状态。寒冷的冬季，女人的手也成为冷空气所攻击的对象，因此，在冬天洗完手之后，一定记得抹上护手霜，而且出门要记得戴上手套。从保暖和舒适的角度看，柔软的绒毛手套比皮手套更好。绒毛手套可随手的大小伸缩有弹性，而皮手套，要么宽松不方便用手，要么太紧，影响手指的血液循环。擦抹护手霜是冬季护手最关键的一环，如果你已经成了“主妇手”，不妨涂上乳液乳霜后戴上手套，或者用保鲜膜包裹双手数分钟，以加强吸收滋养。

然后，要做好腰腹部的保暖。“护腰”既可以束腰又能够暖腹。即使在天寒地冻的时节，很多女人就穿了个短棉袄，便满大街地往外边跑，这种打扮，给腰腹部以严重的打击。要知道，腰部是女性最最重要的部位，生殖系统中的子宫、盆腔都在这里，腰腹受凉，很可能会引起一些妇科的问题，甚至还会影响生育。所以，在冬天，女人还是应尽量选择一些长款的毛衣、棉服或羽绒服等。如果实在喜欢短款，那也不妨加个“护腰”，现在市面上可以买到有弹力的护腰，穿在里面既可保暖，还能塑形，可以约束女人的坐姿和走姿，保持收腹提臀的姿态，避免走路下沉和长小肚子。

此外，脚的保暖工作也是特别重要的。懂得呵护自己的女人，睡觉前泡脚，是每天的必修课。中医学上把泡脚看得像吃补药一样，这是非常滋养女人的一种生活方式。女性是阴柔的体质，天生容易脚发凉、血液循环不好，而脚是身体里离心脏最远的部位，最需要温暖的呵护。如果在冬天把脚伺候得舒服了，还能够改善脚跟干裂的问题。然而，泡脚不是拿热水随便泡几分钟就了事，也不要用太热的水把脚板烫得通红。事实上，泡脚泡得大汗淋漓并不养生，特别是冬天，中医养生讲究要“收藏”，所以不宜出汗，让身体开泄太多。正确方法是用40℃左右的水，泡到微微有点冒汗就行了。在泡脚的时候，不妨加点先“料”。比如加点花椒、干姜，可以温经通络，加点红花、当归可以帮助活血，用量上也可以随意些，每次抓一小撮就可以了。现在市面上有一些泡脚用的中药泡腾片，如果是活血温经功能的，也是女人们不错的选择。

要想气色好，就得先保暖

俗话说得好：“子宫暖，气色好；子宫寒，疾病生。”由此可见，子宫是否温暖，直接关系到女人是否身体健康。

你知道女人身体里面最怕冷的器官是什么吗？没错，那就是子宫。子宫如果温暖了，体内气血运行才会通畅，才能按时盈亏，经期也会如约而至。一旦子宫受到寒邪的困扰，就会引发月经不调，影响正常的受孕生育。中医学上所说的“宫寒”现象，指的就是子宫因受寒邪而呈现的功能严重低下的状态。除了能导致不孕不育之外，宫寒还会引发其他的子宫病变。用一句话来概括就是“子宫暖，气色好；子宫寒，疾病生”。

造成女人“宫寒”的原因有很多，有的与体质有关，比方说有些女人平时就特别怕冷、手脚也容易发凉，这是因为她们体内的阳气严重不足，于是就导致了“宫寒”现象。另一方面这与不良的生活习惯有着非常密切的联系，比方说有的女人特别爱吃冷饮、冬天也着装单薄，等等。

子宫是女人身体里最怕冷的器官，所以受到寒冷刺激的时候，都易因寒冷邪气侵袭而出现宫寒。那么，女人要如何才能改善宫寒症状呢？

1.在平时要多吃点补气暖身的食物。应该多吃点儿核桃、大枣、花生等高能量的食物，这样，才能让先天的不足由后天的高能量来补给。这种女人不用担心自己会上火，因为宫寒体质的女人属于火气不足，不容易出现火大体热的症状。每天午餐或晚餐后还可以喝一杯姜茶，这能主动化解人体内的寒气，长期坚持下去对调理宫寒十分有益。当然，性寒的食物也要少吃，如绿豆、苦瓜等，多吃洋葱、番茄等。

2.要经常快步走。通常情况下，宫寒的人都偏于安静沉稳，运动过多时容易感觉疲劳。其实，“动则生阳”，怕冷的女人特别需要通过运动来改善自己的体质。快步走，是最简单也是最有效的办法。步行，尤其是在卵石路上行走，能刺激足底的经络和穴位，可以疏通经脉、调畅气血、改善血液循环，使全身变暖。

此外，女人给子宫保暖，就要让下身少受凉，注意给小腹、腰部以及双脚保暖。在月经期间，女性朋友不能久坐冰冷的凳子。还要注意脚部的保暖工作，在春夏之交不能过早暴露双腿、过早穿短裙，即使要穿，也最好要穿厚羊毛袜打底，以防寒从脚下侵入体内。而且，在平日最好能多用热水烫烫脚，刺激足底的经络和穴位，使全身都暖烘烘的。

预防宫寒需讲究：不喝凉茶要暖养

作为一个女人，我们应尽可能多地了解一些子宫健康方面的知识，要守护好自己的领地，还子宫一个清静之所。根据统计表明，每个女人一生都会有400次左右的月经，每个月总有那么几天特殊的时期，这个时候，也是子宫特别娇脆的时期，所以，女人预防宫寒就要从经期抓起，要避免冒雨涉水或者是进食生冷的食物，以免寒湿凝滞胞宫。

尤其是在冬春交替的时期，往往乍暖还寒，这时，女性朋友千万别忘记了要适时地增减衣服。此外，家里的防潮措施也一定要落实到位，要让室内保持通风干燥。

有些女人有喝凉茶的习惯，有些人的脸上会时不时地冒出几颗痘痘，大多数人都认为这是火气太重所致，于是买凉茶降火成为了他们的首要选择。殊不知，凉茶也是不能乱喝的，很多时候，凉茶喝得不对，还会损伤女人体内的阳气。

所以，在日常生活中，女人要对症调养，避免子宫受寒。大病、久病及术后的女性要注意及时找中医师调理，以纠正体质的偏颇。服用中成药时一定要请中医师把关，搞清楚药性与所患疾病的证型是否适应，切忌以寒治寒，雪上加霜。

对那些准备孕育后代的女人来说，则应该先调理子宫内部的环境，吃、穿、住、行都必须遵循避冷保暖的原则，若备孕期长达一年都没有怀孕，经西医仪器检测均显示为无问题，则建议看看中医，检查是否属于宫寒，要对症治疗，补充气血。

女人在受孕之后是一个消耗能量的过程，流产就好比是突然消耗掉了全部的能量，如此损伤阳气，保暖肯定是第一要务，尤其背、腹部和下半身要特别注意。此外，如果没有打算怀孕，就一定要事先做好避孕措施，以减少子宫的损伤。总之，女人要想摆脱宫寒的困扰，就一定要学会暖养。

下面，我们来介绍几个预防宫寒的小偏方：

1.月经期间调养小偏方：用红糖和艾叶煮水热服，有暖宫散寒祛瘀的功效。

2.日常进补小偏方：枸杞、核桃、龙眼肉、大枣、桑葚、当归、鸡血藤、生姜和鸡肉或者羊肉煲汤，具有温肾助阳、填精养血的功效。

3.中药泡脚小偏方：艾叶、肉桂、花椒煮水，用以浸泡双脚，具有温肾散寒、温经通络的功效。

4.针灸疗法：艾灸神阙、百会等穴位，具有调理奇经、暖宫散寒的功效。

5.运动养生法：每天快步走，多做舒展身体的运动，可疏通经脉、调畅气血、改善血液循环，使全身温暖。

6.饮食调节法：多喝热汤，少吃生冷的食物。日常饮食中多吃温补食物，如大枣、桂圆、红糖、红茶等。

严寒时节，如何做个温润的小女人

冬季的寒冷，会让很多女人都望而生畏。但是，寒冷的冬天，也是女性朋友们养精蓄锐的大好时节。这个时候，阴盛阳衰，自然界的生物都进入了匿藏或者冬眠的状态之中，所以，女人只要能顺应气候的变化，做好保暖工作，内养精神外强体魄，就能让身体健康起来，让美丽得以由内而外地焕发。

中医学上认为，养生最好是能够做到“天人合一”。寒冷的冬天是大自然阳气下降、阴气旺盛的季节，所以在起居上要遵守“守阳养阴”的原则，要做到早卧晚起，尽量减少人体能量的消耗。而且冬天日出的时间也比较晚，但日落的时间很早，因此黑夜格外漫长，早卧可以固密心志，保养人体阳气，保持温热的身体，确保充足的睡眠及第二天精力旺盛，工作高效率；而待日出再起床则可躲避严寒，求其温暖，养人体阴气，也顺应了古人提倡的“日出而作，日入而息”。

或许很多女性朋友会说，晚上10点后夜生活才刚刚开始，“日落而息”简直就是天方夜谭，自己习惯了晚睡，一时无法适应早睡的习惯。那也不要紧，你可以先让自己歇息下，使自己静下来、多养神少虚耗。听听轻音乐、泡上一杯清茶来犒赏自己一整天的劳累身心，或看一些简易读本、喜剧让大脑放松一下，还可进行至少15分钟的桑拿浴或热水浴，都可以达到快速进入梦乡的效果。

在此，我们还特地为各位女性朋友提供了一种对很多人都有效的放松方式：静卧于床上，不要枕得太高，双手敷于肚脐，右手在下，左手在上，双脚尽量盘起，脚心相对，腿尽量平放于床上，如果难以做到也不要紧，只要意识上做到脚心相对就可以了。

这时候，我们可以想象一下，自己的整个身体都是通透的，就像有一股气流经过，从头顶和脚心进入到我们的身体，在体内不断循环，就像充气一样，慢慢地充满了我们的身体，我们的手心也能感觉到这股气流的慢慢聚集；然后慢慢的呼气，同时想象体内的气从双脚和头顶排出体外，身体也随之伸展、下沉，反复重复这个过程，就会让意识逐渐下沉，就仿佛置身于云端一样，困意也就随之而来了。

虽然女人在冬季需要多睡觉，但寒冷的天气，让很多人晚上睡得不踏实，上床后能否迅速入睡，往往还与被窝的温度有很大关系。尽管被窝可以用体温捂热，但捂的过程中，体表要受寒冷刺激，就会让大脑皮质兴奋，于是就会推迟入睡时间而影响到休息。我们可以试试使用电热毯或热水袋来调节被窝的温度，让被窝能够迅速升温。但需注意的是这两种取暖方式如果使用不当，也可能对人体造成多种危害，同时，电热毯适用于预热被窝，在稍热后应关闭电源再睡觉，这样才有利于健康，使用热水袋也是一样，在外面包裹一层绒布袋会更加安全。

有晨练习惯的女人要注意，不要在太阳还未出来时就去晨练，以免伤害了人体的“阳气”。冬季晨练太早了，是非常不利于健康的。而且此时空气中积存了一夜的二氧化碳，凌晨霜寒重，雾气浓，空气质量差，极易遭受寒气、雾气和雾霾的多重伤害，所以，冬季应尽量选择早晨阳光出现、气温升高后再外出运动。

当然，“晚起”绝不是让女人睡懒觉。现在很多的女人都是太阳“晒到了屁股”才起床，根本就不存在起得过早的问题。女人应当在早晨太阳出来后半小时左右进行运动，这时外界寒气渐退、稍有暖意，女人可以起床晒晒太阳，这能提升体内的阳气，而且要注意运动适量，别弄得满头大汗，这样反而容易让阳气外泄，给寒邪以可乘之机。

要想在冬季做个温润的女人，就要追求避寒就暖、敛阳护阴。适时地进行“日光浴”。中医学上认为“背为阳，心肺主之”，基于背部有很多重要的穴位，是人体健康的重要屏障，一旦受寒，则会影响心肺健康。所以，我们可以背对着阳光而坐，这样既可以防止脸部被直射的光线晒黑，还能感受大自然所赋予我们的温煦，让阳气经由肩背的穴位输送到全身，逼出体内的寒气，筑就健康的身体。

特别暖身操，让你轻松好过冬

在冬季，女人们要如何才能保护好子宫不受寒潮的侵袭呢？除了做好冬季必备的保暖工作之外，在平时做做暖身操也是一种不错的选择。

在冬季，由于天气寒冷的缘故，很多女人都不愿意去参加户外活动。但是，缺乏运动往往会导致凝结在体内的寒气排不出去。为了弥补这些因素给身体带来的损失，女人们在早上起床之后，如能按照以下方法做做暖身操，不仅能保暖，还能使女人保持健美的身形，消除体内多余的脂肪。

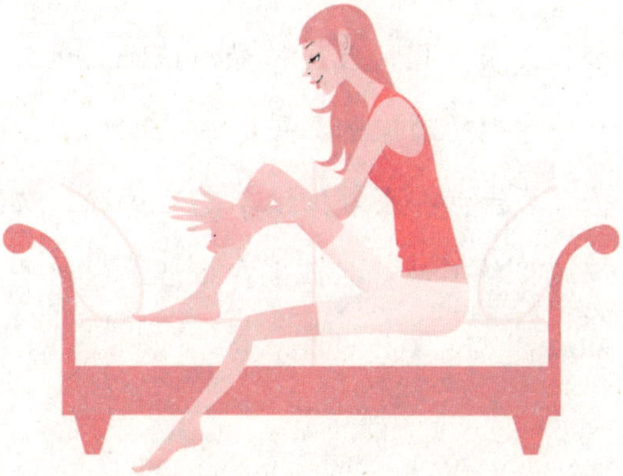

下面，让我们来了解一下具

体的动作是怎样的：

第一步：仰伸身体。先站立好，再上举双臂，就像是伸懒腰一样，但要加大幅度。比如说躺在床上的时候，可以用两手抓住头上方床沿，或两臂按住身体两侧的床面，单腿依次直膝向上举腿。举腿时稍快，回落时稍慢。重复做上20~30次。

第二步：仰卧转腰。仰卧在床上，两手抓握住头上方的床沿。腰、髋、下肢向左转体成侧卧，然后再做稍微的停顿，再还原。然后向右侧转体成侧卧姿势。左右各练15~20次。保持呼吸平稳自然，要求腰、髋、下肢向左右转体时，肩和两臂不能移动。

第三步：仰卧抱腿。仰卧在床上，两臂伸直、掌心向下置于体侧。左腿屈膝上抬，同时吸气，两手抱紧膝使大腿尽量靠胸，上体抬起，眼看左膝。然后呼气，还原，再伸直。接着换左腿做相同动作。重复练20次。接着再做双腿屈膝的相同动作，重复练习10次。

第四步：仰卧蹬伸。仰卧在床上，两手抓握头上方的床沿。两腿屈髋上举，左右腿交替屈伸，就如同骑自行车一样。自然呼吸，左右腿各做15~20次。

第五步：仰卧抬臀。仰卧在床上，屈膝，两膝并拢，两脚分开略比臀宽，两臂伸直（掌心向下）置于体侧。然后再分开两腿，身体重心移到肩部，以肩支撑，吸气抬臀，稍停。然后再呼气，再慢慢将臀部放下，还原。这一系列的动作也要重复练习上20次。

第六步：左右扭腰。先站立好，双臂屈肘抬起，带动上体向左右扭转，双腿保持不动。也可坐在床沿上，两手抱头，左右扭腰肢。动作要重复练习50次。

很多体质虚寒的女人一到天冷的时候就手脚冰凉，这时，最需要的就是促进血液循环，做暖身操，不仅可以让你从头暖到脚，还能瘦身美颜。

下面，我们再来了解一下另外一种暖身操：

1.取坐姿，并拢双腿，上身向前伸展，吸气，双手撑地，然后再吐气，伸直脊柱；再呼气，曲手肘，上半身向前伸展，胸腹部贴近双腿，要保持正常的呼吸，这个姿势要坚持1分钟。重复多次。

2.跪在地上，深呼吸，腰部用力，头部和身体慢慢后仰，双手扶住脚跟，支撑上身，然后慢慢上抬身体，并放松腰背部的肌肉。

3.跪立式，让双臂、大腿跟地面保持垂直。吸气，自尾骨向上翘，腰背沉落，放松肩部，然后再抬起头来。做到最大的限度，感受脊柱充分向上弯曲，保持1分钟左右。动作重复多次。

4.取跪姿，并拢双腿，双手在后背处相交，十指相扺，收腹，挺胸，深呼吸，上身稍稍后仰，保持5秒钟，然后恢复动作。重复多次。

5.取坐姿，双脚保持伸直，慢慢打开双腿至极限，尽量伸直膝盖。吸气，双臂向上伸展，立直腰背。然后再呼气，让手臂以及上半身慢慢向前伸展。再将腹、胸、下巴依次贴于地面。

6.取站姿，身体倒立，放两手于地板上，正好在右腿前，构成三点。伸直右腿时向天花板伸展左腿。放下腿回到起始位置。如此往复15遍，然后换腿重复多次即可。

增加点阳气，让“寒宫”暖起来

初春时节，乍暖还寒，气候还没有明显的回暖，这个时候，宫寒女们最难熬了。

“宫寒”究竟是怎么回事呢？女人在日常生活中又该如何来调治“宫寒”症状呢？

“宫寒”是中医学上的一个概念，通俗地讲就是“子宫寒冷”。子宫寒冷并不意味着子宫腔内的温度低，而是指子宫及其相关功能呈一种严重低下的状态，就好比是天空中没有了太阳。

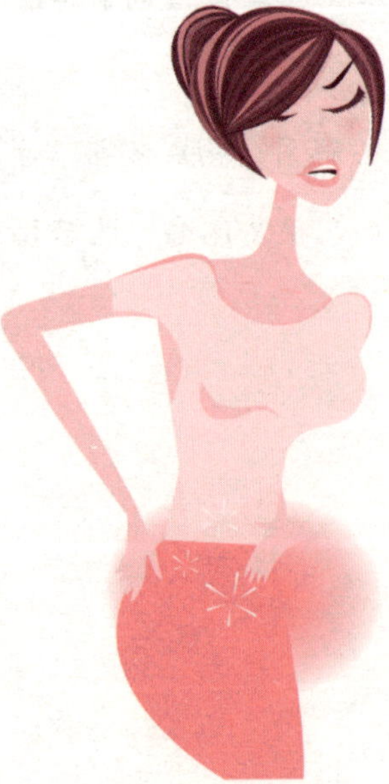

子宫寒暖关系到女性身体根基的指标，子宫温暖了，体内的气血才会运行得通畅，才能按时盈亏，经期如常。如果子宫受到了寒邪的困扰，血气遇寒就会凝结，会导致身体走形，繁衍后代更是无从谈起。子宫是女人身体里最怕冷的器官，宫寒除了会导致不孕不育，身体的表现可能首先是痛经，然后是脸上的黄褐斑和经期延迟，接下来还会导致性欲降低。

“子宫寒冷”并不单指某一种症状，而是中医学对患者形形色色临床症状的总结，例如月经周期延后，月经量少且色黑，有血块，甚至月经停闭不行；月经前或经期小腹疼痛，热敷后疼痛可得到缓解；白带清稀量多；严重的还可造成不孕，或妊娠后胎儿发育迟缓，等等。

造成“宫寒”的原因有很多，一方面与体质有关，如平日就怕冷、手脚也容易发凉，由于体内阳气不足，就易出现“宫寒”的症状了。另一方面，也与不良的生活习惯有着密切的联系，比如说有些女人特别爱吃冷饮、寒冷的时候也着装单薄等。

艾叶是一种妇科常用中药，它有暖宫的功效，中成药中还有艾叶暖宫丸这样的药物，可以用来治疗月经不畅，专家指出，如果女性是因为患有宫寒症导致的不孕，常服艾叶可以暖宫，间接地也就能治好不孕了。此外，还可以采用艾条温灸的方式。一般选取两个穴位：肚脐正中直下1.5寸处的气海穴、肚脐正中直下3寸处的关元穴。每天用艾条熏烤30分钟，可以起到很好的效果。

在中医养生传统中，女性体质属阴，所以女人千万不能贪凉，不能吃过多的冷饮、寒性瓜果等寒凉之物，从冰箱里取出的食物，最好放置一段时间再吃，在吃冷食之前最好先吃一些热食“垫底”。平时也应该多吃一些补气暖身的食物，如核桃、大枣、花生等。也可以在月经结束后吃些阿胶、鹿角胶等补血食物，平时也可以吃点当归生姜羊肉汤调理一下。取当归15~20克、羊肉100克、生姜4~5片，煮熟，喝汤吃肉即可。

美容养颜，请先从温暖子宫开始

爱美，是所有女人的天性。容颜不仅是女人气质与精神面貌的外在体现，更代表着女人的身体健康状况。子宫，就好比是一面镜子，它不仅能照出女人的憔悴不堪，也能照出女人的美丽动人。

子宫每月一次的周期性出血，能让女人变得更加美丽、更有女人味。在女人美容养颜的功课里，有一项很重要的内容，就是把鼻子上的黑头去掉。去黑头的方法有很多种，比如鼻贴、鼻膜等，但是这些方法只是见效一时，过几天后，黑头往往又会冒出来了。女人为什么就那么容易长黑头呢？按照西医的解释，黑头就是指硬化油脂阻塞物，平时鼻头和周围部分出油很厉害，油脂氧化后就变成黑头了。但是中医的看法却截然不同，一般情况下，容易长黑头的女人也容易患痛经。医学家张仲景在他的著作中论断："鼻头色青，腹中痛。"黑头很大程度上也是腹部寒瘀所引起的，所以，去除黑头应该从子宫保暖做起。中医认为，鼻子在面部正中，中宫主脾，青色主瘀，黑色主阴寒，如果鼻子颜色发青了，或者长了很多黑头，则说明小腹的寒瘀过重，就会引起腹部疼痛。

暖宫不仅能祛除黑头，还能祛除女人面部的雀斑、黄褐斑、蝴蝶斑等皮肤问题。拥有光洁柔嫩的肌肤是每个女人的梦想，其实，做到这一点并不难，只要能保证你的子宫暖暖的，比什么名贵的化妆品都有效。

所以，女人在平时一定要注意保暖。腹部、膝盖、肩背都是容易进入寒气的部位。尤其是夏天，绝大多数女人都贪凉，喜欢坐在空调下，其实，女人在有空调的环境里，最好是加件外衣，这样才能防止寒气侵入子宫中。

天生怕冷的女性朋友，在平时可以多吃补气暖身的食物。情绪不好或感觉寒凉的时候，喝一些玫瑰花茶、月季花茶，都是很好的选择，能够舒肝解郁，调经养血。月季花是月月开的，跟女人的生理周期一样，对调理月经大有裨益。

现在，很多女孩子特别喜欢喝凉茶，美其名曰祛火、祛痘，但这并不科学，女人最好是少喝这类寒凉性的饮料。其实，女人脸上长黑头长痘痘了，并不意味着是真的上火了，而是阳气亏损导致虚火上升，此时，如果再摄入寒性食物则更是雪上加霜。这时，女人们应该喝一些温补性质的饮品，如当归羊肉汤，来温暖一下子宫，腹部的寒气祛除了，黑头自然就消失了。

温暖子宫这种养颜的方式，同样适用于面部容易长雀斑、黄褐斑、蝴蝶斑的女性朋友。对于女人来说，暖宫才是最好的美容养颜之法，暖宫也是女人一生的必修课。

冷饮虽好，但不一定就适合你

很多女人一到了夏季就经常腹胀腹痛，平躺下去的时候，还会明显地感觉到腹部有硬块。这是什么情况呢？一定是这类女人在夏季太贪凉所致的，有些人在夏季的一天之内就会喝上几瓶冰镇饮料，然后又吃上几根雪糕，吃饭的时候甚至还会喝上几杯冰啤酒。

作为一个女人，怎么可以这样不爱惜自己的身体，吃那么多的冷饮呢？大多数女人都属于寒性体质，原本体内就有寒湿，需要不断摄入温热的食物才能祛寒，可是，为了一时之快，食入太多冰凉的饮食，就把寒气更多地逼进腹部甚至子宫中，而发散不出去，让自己成为宫寒女。所以，女人千万不可以这样残忍地对待自己的身体。

在饮食上，女人还是得以“暖”字为主。在闷热的夏季，冷饮虽然爽口，但对女人的健康却是一个极大的威胁。一旦寒邪入体，就会伤害到子宫，继而影响到生育大计，所以说，冷饮虽好，却不适合女人。根据相关统计表明，临床医学上，有很多因过量贪凉饮冷而出现恶心、呕吐、不思饮食，或有腹泻、腹痛症状的病人。

这类病人急需化湿散寒，应从饮食上慢慢调理。可以为自己煲一份暖胃、开胃的汤喝喝。原料是：白胡椒粉2匙、红萝卜1个、洋葱1个、牛腩300克、生姜3片，做法是先将牛腩洗净、切块，置于沸水中稍滚片刻，再洗净。各种材料一起下锅煲，然后再加入10碗清水，大火滚沸后，再改小火煲一个半小时，然后再加盐、撒入胡椒粉即可。

另外，女人还应该多吃一些具有利水除湿作用的食物，平时还可以自己做一些特制的茶饮，比如茯苓饮。做法是：准备好30克茯苓，放入清水中小火煮30分钟，再加入6克白蔻煮10分钟，去渣取汁，热饮。还可以熬一些薏仁米粥，用生薏米30克，以小火炖煮40分钟后，加入葡萄干10克，煮熟烂后热服，效果也是很不错的。

当然，夏季的高温实在让人难以忍受，如果你实在嘴馋的话，也可以适当喝些冷饮，但要注意温度不能低于10℃。夏天所喝的饮料过热会增加出汗的概率，但喝得太冷，又会对正在受热的机体产生一种不良刺激，寒气更容易进入体内。虽然很多人喜欢在餐前或餐后，大量进食冰冻水果或啤酒等凉性饮食，但这是极其不科学的，不仅影响了正常进餐量，还会损伤胃肠黏膜、影响消化功能，湿寒还会损伤子宫，降低人体的抵抗力。

所以，冷饮以少量多次饮用为好，这样能减少机体缺水和直肠温度升高。

还要避免大量饮水，否则会加重心脏和肾脏的负担。但是，也不能少喝水，最好的办法是，在进餐前先喝点饮料或汤，如绿豆汤、海带汤、紫菜汤等，里面少加糖，能够解除因饮水中枢的兴奋，而引起的摄食中枢的抑制，菜汤能够促进消化液的分泌，有助于促进食欲。不过，应少喝肉汤、骨头汤等，因其脂肪含量高，不仅不能解暑，还会因为增加热量摄入而“越喝越热”。

当子宫变成“冷宫”，宝宝该何处安家

子宫是宝宝最初的家园，如果它变成了一座冷宫，宝宝又该何处安家？如果你已经做好了当妈妈的准备，可是一个月、两个月，日子一天天过去了，你们所有的辛勤努力都付之东流，肚子里却还是静悄悄的，没一点消息，去医院检查，发现夫妻双方都没有毛病，那么问题会出在哪儿呢？

中医学上有关于宫寒不孕的说法。子宫就像是胎儿的暖房，如果子宫里面是冰冷的，那么，很显然，胎儿就无法生长。中医所说的“子宫”不单指孕育宝宝的那个“房子”，是包括子宫、卵巢、附件在内的多种器官以及它们的功能。很可能，无法怀孕就是因为里边的环境不利于胎儿的成长发育。

因此，所有女人都要防止宫寒，要特别注意保持小腹的温暖，尤其是在空调环境下工作的女性，还有那些久坐不动的女人，更应该注意腹部和下半身的保暖。

此外，血也是女人身体健康的根本。只有血液运行顺畅，盈涨亏落有时，才能成孕坐胎。如果血气遭遇寒邪，就会损伤了子宫中的阳气，造成血液凝滞、子宫虚寒，这样，胎儿也容易流产。宫寒的表现是月经推迟、月经

量少而且颜色黑、有血块、白带量多、夜尿多。这些女性在准备怀孕前需要先调理子宫环境，使子宫温暖。

以下几味中草药可以改善子宫环境，让子宫成为能让宝宝安家落户的暖房：

1.当归。民间常有“归头补血、归身养血、归尾破血、全身活血”的说法，所以说，当归具有补血活血、调经止痛、润肠通便的功效。当归也是中医常用药，被誉为“血中圣药”，临床上常用于治疗女性月经病，例如痛经、月经不调等。平时可以将当归切成薄片，取5~10克煮水或泡水当茶饮。也可以在炖鸡、炖肉中加入少量的当归。

2.阿胶。阿胶能促进血中红细胞和血红蛋白的生成，还能促进钙的吸收。多用于治疗各种出血或贫血等。平时可以选优质的阿胶1克，砸碎后，放入大碗里加入两小勺黄酒，然后放入蒸锅，蒸到阿胶全部融化为止，然后再加入少量的红糖，待糖融化后滴入数滴酒出锅。放凉后即可食用。

3.益母草。益母草具有活血调经、利水消肿的作用。主要治疗月经不调、痛经、闭经等。平时可以把益母草75克、红枣6粒、瘦肉200克放入锅内，水开后改用小火煮2小时，放盐，然后就可以饮用了。

第九章

保管好“生育口袋”，防止过度开发

保护好子宫，重视怀孕这件事

怀孕是一件大事，女人应该对此应给予高度重视，因为它与女人子宫的健康息息相关。相信大家都听说过“宫外孕”。所谓的宫外孕，就是指孕卵在子宫腔以外的部位着床发育，最常见的部位便是输卵管，高达95%~98%。慢性输卵管炎、输卵管发育不良或功能异常，各种节育措施后（如绝育术和子宫节育器）及其子宫、卵巢肿瘤等，凡是影响输卵管通畅和受精卵运行的原因都会引起宫外孕。

宫外孕不但会导致女人停经、腹痛、阴道出血，还可能造成晕厥、休克，而且会对女人的子宫造成极大的伤害，所以作为女人，一定要将发生宫外孕的概率降到最低。宫外孕的意外因素比较多，但只要注意以下几点，便能将其发生的概率降到最低。

1.避免抽烟、酗酒。大量的实验研究证明，抽烟、酗酒会让女性宫外孕的患病概率增加3倍。因为香烟中的尼古丁和酒中含有的酒精成分，会影响输卵管纤毛的摆动，从而诱发宫外孕的发生。

2.避免反复人工流产。相关数据显示，女性人工流产的次数越多，患宫外孕的概率越大，所以为了严防宫外孕的发生，女性朋友一定要做好避孕工作，尽量避免在意外怀孕之后做人工流产。

3.注意个人卫生，减少盆腔炎的发生。有研究显示，盆腔炎也可使异位妊娠的危险增加2.7倍。盆腔炎，尤其是输卵管炎，是导致女性宫外孕的常见重要因素，因为输卵管炎可使其管腔变得狭窄，受精卵很难由此进入宫腔，只好在输卵管或卵巢“安家落户”了。所以女性千万不能忽视这个妇科常见病，更应注意个人卫生，减少盆腔炎的发生，使宫外孕的发生率降到最低。

4.避免长时间的服用避孕药。长时间服用避孕药会增加宫外孕的危险，因为避孕药会影响雌激素、孕激素的水平，继而影响输卵管壁的蠕动、纤毛活动以及上皮细胞的分泌。如果激素失调，将会影响受精卵的运送而发生输卵管妊娠。

另外，女人要想保护好子宫，还要做好怀孕的准备工作，切忌让不良的妊娠毁掉了子宫健康。所以，下列几种不宜怀孕的情况，需要女性朋友好好注意：

1.新婚期间不宜怀孕。通常，年轻人结婚后不采取避孕措施，就怀孕了。其实，这样做是弊大于利的。有些妇女一怀孕，家庭琐事就多起来，生活也就因此变得平淡无味了。如果婚后不马上要小孩，可以使夫妇双方增进了解，培养感情，让婚前的恋爱情感得以延续，这对双方感情的培养是极为重要的。再者，新婚夫妇，风华正茂，如果婚后马上要小孩，那么沉重的家庭负担会使他们身心劳累，无益于事业发展。

2.蜜月旅行中不宜怀孕。旅行结婚虽然是一件愉快而有意义的事。但是，从优生学的观点来看，如果新娘在旅途中受孕，则不利于优生。因为旅游途中生活无规律，食宿无保证，身体疲惫困倦，加之新婚后较频繁的性生活，因受客观条件限制，不易保持性器官的清洁卫生，易使新娘患尿道炎、膀胱炎、肾盂肾炎，甚至女性生殖器官的感染等。如果新郎在旅途中大量吸烟、饮酒，与此同时女方受孕，则香烟中的尼古丁及酒中的乙醇等有害物质，可直接或间接地使发育中的精子和卵子受到不同程度的损害。这一系列不良因素，对刚发育的胚胎刺激损害，就能使胎儿畸形，也可造成流产、早产及死胎；所以，蜜月旅行时，应采取有效的避孕措施。

3.春节期间不宜怀孕。俗话说，酒后不入室，这是有一定道理的。酒精对生殖细胞有不良作用，使受精卵质量下降，生下的孩子体力弱、智力低下。再说，精子的质与量，不仅关系到能否受孕，影响受精卵的发育，甚至胎儿的健康成长。新春佳节之际、夫妻都忙忙碌碌，睡眠少，疲乏时多，如果酒后同房，一旦受孕，胎儿畸形或智力低下者多。若女方也饮酒则更为可怕。

健康避孕，防止子宫过度开发

如果你不打算要孩子，在亲热之前，就必须做好避孕措施，这样才能有效地避免因意外怀孕而去做人工引产，继而让子宫受到伤害。

现在，比较常用的避孕方式有口服避孕药、外用避孕药、工具避孕、阻隔法避孕、安全期避孕法、绝育术等，虽然不同的避孕方式在效果上各有长处，但同时也无法避免地存在着一定的缺陷。

下面我向女性朋友们介绍几种健康避孕的方法，大家可以根据实际情况选择适合自己的避孕方式。

1.避孕套，又称安全套、保险套、如意套。它是以非药物形式去阻止受孕的简单方式之一，亦有防止淋病、艾滋病等性病传播的作用。避孕套原料通常是用天然橡胶或聚亚安酯，用以包裹阴茎、阴道或肛门的长条状薄膜，其一端封闭并通常含有突起形成的空间用以贮存射出的精液。作为避孕工具，避孕套和其他避孕方法相比，使用方便，没有副作用，避孕成功率一般为85%，受过专门训练的使用者则可使避孕成功率达到98%。

2.服用短效口服避孕药。这是一种需要每日服用的避孕药，其优点是避孕效果佳。根据调查表明，宫内节育器的失败率是避孕药的2倍。而且避孕药的不良发应也较小。最新的研究结果还表明，口服避孕药有预防子宫内膜癌及卵巢癌的作用，同时也不增加乳腺癌的发病率。而它的缺点主要是对心血管系统的影响，有增加心血管疾病、血脂增高、血栓发病率的可能性。除此之外，这种药每天都得服用，比较麻烦，而且也容易漏服，造成避孕失败。

3.服用长效口服避孕药。实际上，这种药是人工合成的雌激素，每月服用一次，简单、方便，也比较安全。但是容易引起血压升高，有发生隐性糖尿病的风险，服药年限一般不能超过5年。

4.皮下埋植长效避孕药。在硅胶管内装入孕激素类药物，埋植于皮下，能连续缓慢地从胶囊中释放，起到长效避孕效果。其优点是药量小，对哺乳无影响，药物不通过肝脏，能让血脂水平保持正常。缺点是有不规则阴道出血，月经量减少或导致闭经，使用和停止使用时都需做手术。

5.紧急避孕药。也就是事后避孕药，是性生活之后使用的一种补救措施。药物中含有大剂量的雌激素、孕激素联合用药等，但避孕效果不十分理想，恶心、呕吐等不良反应比较严重。

6.外用避孕药。这类避孕药有很多种，常用的有741避孕药膜等。其优点是使用方便，缺点是当阴道分泌物较少时，会影响到药膜的溶解，从而影响避孕效果，有些女人还会发生阴道灼热、阴道分泌物增加等不良反应。

7.阴道环。这是一种由硅胶制成的圆环，内有孕激素持续释放，作用及不良反应与皮下埋植长效避孕药相同，需要自己放置、取出。有可能增加阴道感染的概率。

8.宫内节育器。这是一种很常用的避孕手段。是人为地在子宫腔内放置异物，一般是金属环，可以抑制胚囊的着床，有些避孕环内有避孕药和铜，起到增加避孕效果的作用。优点是方便，作用持久，安全有效，但不良反应也很明显，如带环妊娠、月经量多、腹痛、节育器脱落或异位，等等。

9.绝育术。这又可以分为女性绝育术和男性绝育术，最常用的是女性输卵管结扎术、男性输精管结扎绝育术。手术绝育，效果彻底。如果希望再次妊娠，需手术复通才可以。

10.安全期避孕法。此法是指在每月的女性排卵期间，即易受孕期避免性生活以达到避孕的目的。这种方法的优点是，可免除避孕药的不良反应及麻烦，还有器械和工具避孕法的不良反应以及对手术的顾虑等，但这种方式的失败率也极高。

女人不宜太早过性生活

对女人来说，保护子宫有一点是非常重要的，就不要太早过性生活。一般情况下，女人们一生都在想着如何来补血，但却很少想到该如何避免阴血的损耗。青春期的女孩一定要避免性生活，因为此时年纪太小，血气未定，如果太早过性生活，等于提前把后几年的血气用光了，这对子宫乃至整个机体的伤害是不言而喻的。

女人以血为本，而血主要靠养，养血应从青春期开始。然而，很多年轻的女性并没有意识到这一点。怎样做到养血呢？从行为上来讲，女人们要做到洁身自好，千万不能有过早的性行为。

古人也提倡“欲不可早”，不论男女，太早过性生活对身体健康都是非常不利的。因为人在年少的时候，血气未定，也就是说阴血精气还不充裕。如果过早地外泄，损耗精血，则会摧残到身体。明代医学家龚廷贤说：“女子破阴太早，会伤其血脉。”女人与男人相比，天生就是“弱者”，从几十年的月经、怀孕养胎、生子到哺乳等，无一不是耗血的大工程，所以很容易造成血弱血虚。但是，弱了就要学会“攒”着用，如果耗费无度，那么疾病自然就会找上门来了。

如果说古时候不提倡女人太早过性生活，是因为血气未定，怕过早进行性生活会犹如风雨将“幼苗”摧残。那么，现代女孩不能太早“偷吃禁果”，则是因为这会让身体遭受到巨大的伤害。之所以这样说，主要基于下面的这些原因：

首先，过早“偷吃禁果”的女孩，为了避免怀孕，很可能会服用避孕药。众所周知，避孕药的作用原理，主要是通过抑制排卵，同时阻止精子到达子宫，无法生成受精卵或改变子宫和输卵管的活动方式，阻止卵子和精子结合。然而，是药三分毒，怕就怕这些避孕药会伤害到女孩们尚未发育成熟的子宫。

另外，避孕药也有不良反应，尤其是紧急避孕药，会让人出现恶心、呕吐和月经紊乱等现象，如果长期盲目、大量服用，还可能造成更严重的后果，甚至诱发子宫肌瘤。

更何况，紧急避孕药也会百密一疏，避孕率并非百分之百。正常情况下，受精卵会由输卵管迁移到子宫腔，再在那里“安家落户”，慢慢发育成胎儿。如果避孕药抑制卵子的作用失败，又改变了输卵管的活动，就有可能使受精卵在子宫之外的地方停留下来，发生宫外孕，很可能会引发大出血，到这个时候对子宫造成的伤害就不言而喻了。

其次，很多年轻人在避孕失败之后，会选择做人工流产，甚至有的女性三番五次地去做人工流产。殊不知，女人十月怀胎属于瓜熟蒂落，对身体的伤害不大；而人工流产就好比在青藤蔓上摘下生果子，是生扭，属于摧残，会伤了枝蔓，损了根部，还会让女人气血俱损，元气大伤。如果女人在年轻时，不顾老本大耗气血，折腾身体，等到以后真想怀孕时就困难了。所以说，但凡女人，在年轻时一定要洁身自好。即使已经结婚了，在男女之事上也不宜太过于频繁，否则同样会让自己“血亏”。年轻的女性朋友们可一定要记牢啊！

“人工流产”，将会透支子宫的健康

人工流产，是目前国内外人为终止妊娠的普遍手段。可以分为手术流产和药物流产两种。但是，不管采用哪种方式的人工流产，都会伤害到子宫。如果反复多次进行人工流产，还会透支子宫的健康。

人工流产手术时，由于反复钳刮子宫内膜，会使子宫壁变得越来越薄，内膜越来越少，这样不但会引起子宫出血、粘连、生殖道及宫腔感染、子宫穿孔、月经紊乱、闭经、腹痛等十几种并发症，还会导致盆腔炎、子宫内膜异位症，甚至不孕。而且，人工流产次数越多，危害也就越大。如果是未成年少女，则更容易导致后遗症。更可怕的是，反复流产会使女性未来生育的可能性变小，难以怀孕，而且即使怀上了也容易流产。

有些女人因为知识的缺乏，会认为“无痛人流”是安全可行的，不会给子宫带来太大的伤害。其实，只要是流产，包括药流或无痛人流，即使是用最先进的方法、找最可信赖的医院和医生，都会对你的身体造成损害。

虽然药流跟上手术台相比确实要简单方便些，痛苦也要小些，但它对子宫的伤害一点也不会比手术流产少。如果药物流产不彻底，子宫里的胚胎不能清除干净，最后还是得做刮宫手术，而且还有可能会引起子宫内感染，损伤子宫内膜，导致输卵管闭塞，最终引起不孕。

总之，人流会给女人的身体带来种种伤害，导致种种并发症，比如：

1.手术时的并发症：会导致子宫出血在200毫升以上；会导致人工流产综合征的发生，这种症状的发生率为12%，受术者会突然出现心动过缓，心律失常，血压下降，面色苍白，大汗淋漓等症状，严重的甚至还会发生昏厥和抽搐；还可能导致子宫穿孔；此外还有可能漏吸，胚胎组织未能吸出，以至妊娠继续发展等情况。

2.近期并发症：会导致人工流产不全，术后阴道出血长达15天以上，以及手术后2周内由于致病菌的感染而出现子宫内膜炎、附件炎、盆腔炎等；此外，还有可能导致宫腔积血、宫腔粘连等情况；在手术之后还可能会闭经或经量显著减少，有时还伴有周期性下腹疼痛或子宫增大积血等症状。

3.远期并发症：从远期来看人工流产会导致慢性盆腔炎、月经异常、继发性不孕、子宫内膜异位症。

4.再次妊娠时的并发症：包括不孕症、晚期流产偏高、早产偏高、围生期死亡率偏高，以及产前、产后出血率增加，新生儿溶血症增加等。

一般来说，药物流产只适用于停经49天内的妇女使用。但药物流产的不良反应有恶心、呕吐、头晕和乏力等类似早孕的现象，下腹疼痛也明显会增高。但是，药物流产后出血的时间比较长，平均为半个月，有的则长达1~2个月，并有潜在大出血的危险；在进行药物流产的过程中，部分孕妇停经在40天之内，此时临床难以确诊是宫外还是宫内妊娠，因此，有时也会发生误诊而使用药物流产，然后导致内出血休克需要抢救的。所以说，药物流产只能是避孕失败的补救方式之一，绝不能把药物流产当成是一种避孕措施。

无痛人流——健康子宫的天敌

所谓的无痛人流，就是指在人工流产的同时，给予静脉或局部麻醉，使女人在无感觉的状态下完成手术。由于女人在手术过程中身体肌肉松弛，精神放松，使得手术时间短、效果好，这样就大大降低了人工流产并发症的发生，但这种情况容易导致子宫穿孔。

子宫穿孔就是指宫腔手术所造成的子宫壁全层损伤，致使宫腔与腹腔，或其他脏器相通。子宫穿孔在女性生殖道器械损伤中最为常见。可见于放置或取出宫内节育器、人工流产、中期引产、诊刮术等，探针、宫颈扩张器、吸管、刮匙、胎盘钳或手指都可造成穿孔。

穿孔的部位可发生在宫底、峡部或宫颈管，其中以峡部最多见。也可以穿入阔韧带、膀胱后壁、肠袢，甚至拉出大网膜等，导致内出血、阔韧带内血肿及继发性腹膜炎。所以，出现子宫出血的现象，就必须及时诊断处理，以免发生更加严重的后果。

人工流产是一种非常盲目的手术，全凭医生的手感。如果再加上其他因素，如孕妇子宫位置不好，重度前倾屈或后倾屈、宫颈发育不良、年龄小于20岁或者大于50岁，等等。而且子宫颈和阴道的弹性差、子宫收缩力较弱、哺乳期子宫较软、子宫畸形等，都可能会给手术带来一定的困难，甚至导致子宫穿孔。

近几年来，很多医院都纷纷推出了“无痛人流”，“无痛人流”也成为了绝大多数女人选择解决意外怀孕的重要手段。那么，是不是“无痛人流”就真的安全了呢？尽管“无痛人流”相对来说更快速、安全、无痛，但也存在一定的风险。无痛人流造成子宫穿孔率比普通人流高多了，尤其是未生育过的女性更要慎做“无痛人流”。

首先，手术中所用的麻醉药对呼吸系统有短暂抑制作用，所以，必须在有极好的监测及抢救设施等条件下才可以做无痛人流。加之，这不是一种简简单单的手术，而是属于一种高危性的手术，是要有严格条件与程序的。有心脏病史、血压不正常或对麻醉药物过敏的女人要慎重选择无痛人流。

而且，在手术过程中，全身麻醉也需要专业的麻醉师来掌控，并根据患者个人情况及对麻醉剂的反应随时调整剂量，但很多医院并没有在手术室配备专业的麻醉师，而是由实施人工流产手术的妇产科医生或者护士来给予全身麻醉。

其次，在麻醉过程中，有些人也可能会发生变态反应，需要麻醉医生的监护才能安全过关。但有些医院在门诊实施人工流产手术时，很难做到麻醉医生在场的严密监护。

另外，在做“无痛人流”手术之前，必须禁食禁饮至少6小时，否则在手术或麻醉中会出现呕吐的现象，严重的还会发生误吸的危险。但由于很多患者和医生对此不够重视，并不能严格地遵循这一点。

到目前为止，人工流产手术仍然处于医生的经验操作阶段，手术中观察不到器械对子宫的损伤程度。而在普通的人工流产手术中，医生可根据患者对手术的反应，来判断是否操作得当。而进行“无痛人流”的时候，因为受术者的痛觉、意识都消失不见了，若医生的技术不熟练或操作粗鲁，就算在进行手术的过程中，极大地损伤了子宫内的组织，受术者也完全不知晓。如果麻醉药用量过大，会导致呼吸不畅，甚至还会威胁到生命的安全。

其实，“无痛人流”只是减轻了女人手术时的痛苦，但由它而引发的并发症，诸如子宫穿孔、不完全流产、细菌感染等，并不会少于其他的人流方式。很多女人认为“无痛人流”就不会带来人工流产手术的并发症了，于是反复地怀孕后再来做无痛人流，其实这是一种误解。无痛人流确实存在着很大的风险，因为人流总要吸宫或刮宫，在手术中，子宫内膜会受到不同程度的损伤，所以，在手术之后需要一个慢慢恢复的过程。

如果女人在短时间内，经过了多次人工流产，则特别容易发生继发闭经、月经量减少、盆腔炎症、子宫穿孔，严重的还会导致终生不孕。所以，“无痛人流”，其实就是伤害子宫的冷酷杀手，广大女性朋友一定要爱惜自己的身体，否则，就有可能会造成一辈子无法挽回的痛苦。

放环避孕，是需要讲究的

放环是节孕的常用方式之一，但是这也是需要讲究的，不能随随便便就放环了。什么时候该放，什么时候不该放，都需要好好掂量一下。

放环在时间上有什么讲究呢？目前除了放环的禁忌证必须遵守以外，放环的时间已经很少会受到限制了，经过大量实践经验得出，女人在以下时间段放环是最安全可行的。

1.在月经未干净时放置。可以在月经来临的第3~5天放置，这段时间有三大好处，一是子宫口松，容易放入。二是月经刚来，可以排除怀孕，不会误把环放到已经怀孕的子宫里。三是避免了女人因放环后，引起的少量出血而产生的顾虑和不便。

2.在月经干净之后放置。以月经干净后3~7天，没有性生活史去放环为宜，因为这个时候子宫内膜刚刚开始生长，内膜较薄，放置时可以避免出血，同时月经后没有性生活，也避免了放环时，受精卵已长在子宫内膜上的可能性。多数女人都会选择在此时放环。

3.在生产时，也就是分娩后立即放环。这时放置手术简单易行，又可及时落实避孕措施，但必须得经产科医生检查准许后才能放置。

4.在产后42天放置。也就是在产后42天左右做健康检查的时候放环，此时放置的优点是：子宫口松，子宫已经恢复到了正常的大小，而且还没有因喂奶过久而缩小。而且能及时落实避孕措施，方便了女人，可有效地避免“暗胎”的发生。

5.在产后三个月以上放环。但应该注意的是：如果这个时间正是哺乳期，虽然不来月经，但仍然可能会怀孕，也就是我们通常所说的“暗胎”。所以，产后还没有来月经的妇女，应当先请医生检查有没有怀孕，在确诊没有怀孕的情况下才可以放环。

6.在经人工流产后立即放环。优点是一次手术同时落实避孕措施，能减少女人的痛苦。

那么在哪些情况下是不适宜放环的呢?

1.当女人的体温超过37.5摄氏度时，或患有感染性疾病如感冒发热等情况时，必须在治愈后才能放环。

2.患有月经过多，月经过频，不规则阴道出血等月经失调的妇女，由于月经不正常，应治愈后再放环。

3.患有急、慢性盆腔炎和未经治疗的霉菌性阴道炎、滴虫性阴道炎等生殖器官炎症，应在治愈后才可以放环。

4.子宫颈糜烂，应根据糜烂的轻重程度来决定是否可以放环。如果重度糜烂，最好先治疗，等治愈后再放环。

5.生殖器有畸形时不能放环，妇女生殖器畸形种类很多，如子宫内有纵隔、双子宫等。子宫若有两个腔、大小形状都不一样，放一个环也起不了作用，放两个则有一定的困难，所以最好不要采用这种方法来避孕。

6.子宫颈过松或重度撕裂、严重子宫脱垂的妇女，都不适合放环，因为放环后，节育器容易从子宫内掉出来。

7.子宫上生长肿瘤时不适合放环。最常见的是子宫肌瘤，它的主要症状是月经量多或有不规则流血，因此不宜放环。

8.病情尚未被控制的心力衰竭、重度贫血或各种疾病的急性阶段都不适合放环。

总之，但凡已婚的健康女性，如果月经规则，经检查后，发现生殖器官正常，要求用放环这一方式作为避孕措施的，大可放心地根据自己的情况，选择最适合自己的时间去放。

带环怀孕，都有哪些原因？

闺蜜小桂放环快两年了，她的月经一直很正常。却没想到，她突然停经两个月了，而且出现恶心、乏力等现象，去医院检查后，才知道已经怀孕了，但环仍在子宫里。小桂的这种现象，就是我们通常所说的带环怀孕。为此，她非常伤心，不得不去医院做了人工流产手术，这给她的心理和生理上都带来了极大的打击。

确实，放环这一简单有效的避孕方法，也不是对所有人都保险的。在现实生活中，仍然会有一些女人会发生带环怀孕的现象。那么，是什么原因造成了带环怀孕，又有什么样的办法能防止它的发生呢？根据研究表明，造成带环怀孕的原因主要有以下几种：

1.在放环时就可能已经怀孕了，但自己没有发觉，于是造成了带环怀孕的假象。

2.环在子宫腔内的位置发生了变化。例如，环已下降到子宫腔的下段，甚至已接近子宫颈口，就起不到妨碍受精卵的种植和发育的作用。

3.环的大小和子宫腔的大小不相符合，若子宫腔偏大而放入的环偏小，小小的环只能占去宫腔的一部分位置，剩下的“空地”就可被受精卵侵入，造成带环怀孕。

4.放环的时间长了，环可能在子宫腔内变形或放入子宫腔内的环存入年限已到，没有及时去医院调换，环在子宫腔内起不到避孕作用。

5.少数妇女的子宫是畸形的。例如，子宫纵隔、双子宫等，由于子宫内有“两个房间”而在放环时又并没有被发现，只在一侧放了个环，另一侧并没有起到避孕作用。

6.极个别女人放环后，子宫内膜没起应有的反应，所以子宫仍然适合孕卵的种植，不能起到避孕的作用。

7.环本身存在着质量、形态上的问题，也会造成带环怀孕。

总之，造成带环怀孕的原因有很多种，有些原因到现在还没有明确。防止带环怀孕的有效办法就是在放环后一定要根据医生的嘱咐，定期去医院做检查，做到尽早发现问题、及时处理问题，以确保环的避孕效果。

除此之外，放环后如果月经仍然过期不来，也应当尽早去医院做检查，以便早期查明是否怀孕，一旦发生带环怀孕，应及时终止妊娠，在做人工流产的同时把环也取出来，在取环的同时，还可以再放上一个其他型号的环。

放环之后，女人应怎样调理？

女人的自我观察和自我保健是生命里的重中之重，在放环之后，女人也应该做好保健工作，才不至于损害了自己的子宫、损害了自己的健康。那么，女人在放环之后该注意些什么呢，遇到问题又该如何来妥善地解决呢？

女人在放环之后首先应注意以下几点：

第一，要注意适当地休息，避免体力消耗过量。环是一种与人体组织完全不同的东西，把它放进子宫腔内，也就成了人体中的一种异物，子宫对它也需要有一个适应的过程，最初子宫会出现不同程度的收缩反应，企图把环排出体外，大部分人感觉不到这种收缩也就没有什么不舒服，只有少数人可能有轻度的腰酸、下腹胀痛，也可以有少量的阴道出血，即“见红”现象。此外，刚放入环之后，子宫颈口较松，环容易脱落，所以放环后要休息一两天，一周内不要做过重的体力劳动，如搬运重物、下蹲时间过长、运动量过大的体育锻炼，等等，以免造成环的脱落而出血。

第二，要注意卫生，避免感染。放环时子宫颈和子宫内膜会有轻微的擦伤，容易导致细菌入侵，为了避免手术后的感染，放环后外阴要每天清洗，保持清洁，两周内不要坐浴，以免水进入子宫颈和子宫腔而引起感染。两周内不要同房，也是为了避免感染。放环后的腰酸、小腹下坠的症状一般几天后就会自行消失，如果下腹痛得较厉害，白带增多，有异味，加上发热，应当及时去医院进行检查和治疗。

第三，要注意阴道流血和环的脱落。放环之后，可能导致少量阴道流血或白带稍微增多的现象，这属于正常情况，一般经过3~5天就会恢复，如果发现阴道流血较多，超过平时月经血量一倍以上或流血时间较长，月经周期的变化也比较明显，则应到医院去进行检查，请医生做适当的处理。放环后3个月内，要经常注意环有没有脱落，尤其是月经多的女性，月经来时容易将环冲出来。而环在掉出来以前必须经过子宫颈口，这时往往会有下腹胀痛、下坠的感觉。所以在来月经时如果忽然感到下腹痛，月经又多，上厕所时就要注意查看有没有环掉出来。

第四，要定期做检查。由于环的种类和样式有很多种，在做放环手术时，医生会向你说明放的是什么环，能放几年，怎样检查。一般放环后第一次检查，是在放环后第一次月经来后，第二次是放环后的3~6个月内，第三次检查是在放环后满12个月复查，以后每年复查一次。如果临时出现异常情况，如停经、月经周期紊乱等应随时到医院就诊。

第五，放环之后还要注意营养的补充。放环手术虽然只是一个小小的手术，对人体没有什么严重的影响和危害，但毕竟环对人体来说是一种异物，也会产生一定的不良反应，为了有效地防止这些不良反应带来的体质消耗，放环以后，女人应注意饮食调理，要适当地增加营养，应多吃一些富含铁质的食物。铁质和蛋白质是造血的主要原料，也是改善缺铁性贫血的必需营养素，所以，女人在放环后，应多吃猪肝、猪腰、瘦肉、鸡蛋等食品，以及黄豆、豆腐、素鸡等豆制品，还要多吃点芹菜、油菜、蘑菇、木耳、海带、红枣、芝麻等。海带、黑木耳含铁量比猪肝高出6倍，但由于人体对植物性食物铁质的吸收利用不及动物性食物铁质的吸收利用率高，所以在补充营养时要注意两者之间的相互搭配。维生素C能促进人对铁质的吸收。另外，带环女性应当多吃一些新鲜水果，如梨、橘子等维生素含量丰富的水果。

取环，你不可不知道的常识

环放在子宫里，一切如常，对人体也没有什么害处。那么是不是就可以让它一直留在子宫腔里呢？其实，这种想法是错误的。

因为随着绝经期的到来，卵巢中分泌的雌激素会迅速下降，子宫也会随之逐渐萎缩，绝经后子宫腔将日益缩小，子宫肌肉也会变得愈来愈薄，时间一长，环就会发生部分或全部嵌入子宫浅肌层，造成取环困难。如果环嵌入部位有血管，便会导致出血。如果环嵌入过深，甚至会穿过薄薄的子宫壁进入腹腔内，就可能出现一系列的并发症，所以适时取环有着非常重要的意义，女人一旦出现了以下几种情况，就必须把环取出来：

1.当放入子宫中的环已到了规定的使用年限，这时，应及时到医院把环取出来，以免环在子宫内变形或者失效。一般情况下，金属环可存放在子宫中20年，硅橡胶的V型节育器可存放7~10年，铜套的T型节育器可存入10~15年。在取环的同时还可放入一个新环。

2.放环后有不规则阴道出血或持续月经量过多等不良反应，影响身体健康，在药物治疗无效的情况下，要及时取环。

3.在更年期，月经周期发生了明显变化，如周期变长或绝经满6个月以上，应及时将环取出来。

在取环之前，应先进行一次X线透视或B超检查，带有尾丝的环，可请医生扩开阴道看一下子宫口外面有没有尼龙尾丝存在，以证实环在子宫腔后再进行取环。取环的时间，最好也在月经干净后3~7天之内，这样可减少出血。为了防止感染，在取环后要休息1天，2周之内要禁止性生活和坐浴。

取环和放环非常相似，都是在消毒和无菌的条件下进行的，其操作方式也基本相同，在明确环所在的位置后，把取环器送入子宫腔，钩住环后轻轻拉出来就可以了。如果放的是带有尼龙尾丝的节育环，只要拉住子宫颈口外的尼龙尾丝，轻轻一拉就能将环取出。所以说取环很简单，一般没有什么痛苦，有的人子宫颈口较紧，可适当给予扩张，此时会有轻微的下腹胀痛和下坠感，扩张完子宫口后，就不会有什么不适的感觉了。

环取出后，有些女人会感觉到下腹不适，这是由于取环刺激子宫收缩的结果，过几分种就会自然恢复。有极个别妇女，特别是绝经后较长时期的妇女，有时取环可能会出现一定的困难，则可先做超声波、子宫输卵管碘油造影等实验室检查，了解环的确切位置后由经验丰富的医生来取环，或可在宫腔镜下取环。

取环后阴道可能会有少量流血或血性白带，一两天自然就会消失了，这是一种正常的现象，是由于取环刺激了子宫内膜和子宫颈所引起的，如果出血多或出血时间长，则要及时找医务人员治疗。

生育之后，更要照管好你的“口袋”

生儿育女，是一个能让女人变得完整的重要历程，在女人的所有器官中，子宫是生殖系统的重中之重。

任何时候，女人都千万不要以为自己已经完成了生儿育女的使命，就可以置子宫于不顾了。在生完宝宝之后，子宫更需要妥帖的呵护。如果此时没有调理好，就可能会导致子宫后位、子宫下垂、子宫疼痛等现象。

子宫后位可以根据子宫后倒的程度分为Ⅰ，Ⅱ，Ⅲ度。一般情况下，轻度子宫后位（也就是Ⅰ~Ⅱ度）不会出现什么特别的症状，是不需要治疗的，而重度子宫后位则常会出现比较明显的症状，主要表现为腰酸。轻者仅为腰部酸胀不适，重者整个腰部、骶尾部及两侧髂部均感酸胀难忍，个别患者酸胀延伸到下背部和两侧腹股沟。小腹部酸胀和肛门坠胀感往往同时并存，劳累和月经期症状往往加重。如果得不到及时矫正，还可能会继续发生痛经、月经不调、白带增多、流产、不孕等。子宫后位的患者在受孕三个月后，若后倒子宫仍未自动纠正，则膀胱颈部及尿道的变位和宫颈上翘，可压迫后尿道形成急性尿潴留。

大多数子宫后位是可以预防的，最重要的是要让产妇在生产之后能得到充分的休息，使盆腔组织能够及时复原。在休息期间要特别注意卧位姿势，要避免长期仰卧位。侧卧、仰卧和俯卧多种姿势要轮番着变换。

从生产后的第三天开始，可以在床上做一些腹部、四肢和盆底肌运动的保健操，这对产后的康复也是特别有利的。女人在流产之后或因其他原因引起盆腔感染，并形成粘连时，会促使子宫后位的形成，所以，治疗需尽早。女人们一定要严格地执行产后检查，对产后子宫恢复不佳的，应及时予以纠正。

如果在生产之后，子宫后位了，则需要尽快让子宫复位。常用的子宫复位方法有双合诊复位法、三合诊复位法、宫颈钳牵引复位法、胸膝卧式位复位法、手术复位法等。手法复位之后，要求患者每天在排空大小便后，做1~2次的胸膝卧位锻炼，每次以10~15分钟为宜，这对巩固子宫复位的效果至关重要。

而且，胸膝卧位锻炼的方法，还可以预防产后子宫后变位的发生，但必须在产后半个月之后进行。若手法复位不成功，可采用手术复位。手术方法主要是缩短圆韧带，将子宫变为前倾前屈位。

女人在生完孩子之后要好好地调理，否则就会落下病根，影响到日后的身体健康状况。那么，女性刚生完宝宝要怎么调理身体呢？专家称，由于个人体质的不同，很多女人在分娩之后，身体变得很差，抵抗力、免疫力都会明显下降。这必然会给很多妇科类疾病创造有利的机会，所以，产后身体调理是势在必行的，只有调理好了，子宫才能健康运行。

那么，女人在生完孩子之后，应进行怎样的调理呢？

首先，是要保证能吸收到均衡的营养。有的女人在生完孩子之后，会对身体进行大补特补。其实，这是不科学的，产后身体调理不能进行大补，而且产后女性的虚弱体质，不是在短短几周之内就可以恢复的，所以，产后身体调理要慢慢地进行。首先就是要有均衡的营养，千万不能挑食。

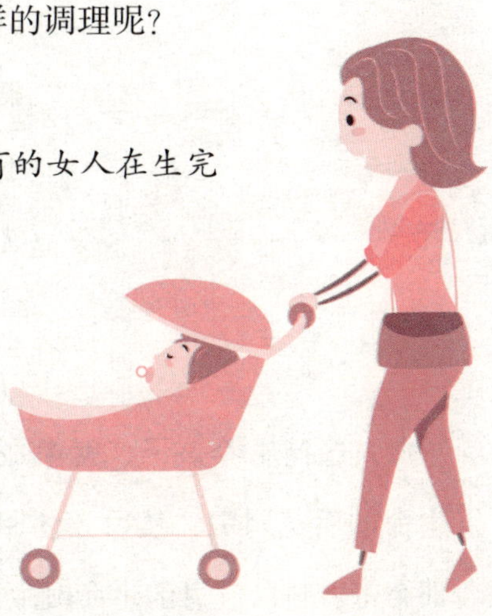

其次，是要做适量的运动。女人在生产后，也是需要进行适量运动的，不能整天都躺在床上，这不利于身体的快速恢复。但值得注意的是，女人在做运动的时候不能太剧烈，可以在吃完饭之后散散步，伸伸腿，扭扭腰等。

还有，就是要始终保持愉悦的心情。有些女人在生完孩子之后会有忧郁症出现，为了防止忧郁症的出现，女人要做到均衡营养，适宜休息与规律运动，要多与朋友、亲人进行交流，不要让不良的情绪影响自己的身心健康。

此外，刚生产完后的女人还要避免着凉。女人在刚生产之后，不要急着洗头和接触冰冷的东西。一般产后马上洗头很容易降低女性的抵抗力和免疫力，所以，应当在身体恢复到一定的程度时再洗澡或洗头。

女人产后的身体调理很重要，如果没有调理好，这对日后的身体健康会有着很大的影响。同时，女人产后还要注意私密处的卫生清洁，定期用温水进行冲洗，要避免坐浴，以免造成细菌感染。而且，女人在分娩的过程中会消耗掉大量的精力与体力，同时还会伴有失血过多的情况出现，所以，女人生完孩子后可以适当地吃一些红糖鸡蛋。但是，红糖水煮的鸡蛋不宜吃得太多，适量就可以了。

如何让宝贝在子宫中安家落户？

女人选择生养孩子，就像是把一颗种子，连同自己的梦想，一同播撒在了生命的后花园中，然后满怀期待地等待着自己爱情的结晶呱呱坠地，等待着那个带着自己气息的生命诞生。

一个没有生育过孩子的女人，即使拥有再美丽动人的容颜，她也是不完整的，生命中也会存在着永恒的遗憾，因为她没有经历过孕育生命的艰辛与幸福，没有体会过作为母亲所特有的骄傲与风光。所以，这样的女人也无法真正拥有那份动人心魄的神采与风情。

生儿育女，让女人变得更加完整，也让女人收获了最完整的幸福。为了让宝宝能更好地在母亲的子宫中安家落户，女人必须调理好自己的身体，给宝贝提供一个最温馨、妥帖的发育环境。

首先，女人在准备怀孕之前的6个月左右，应到医院去进行一次全面的妇科检查，向医生咨询有关怀孕的各项事宜。如果女人之前是服用避孕药避孕的，就应该在准备怀孕之前的半年停用，改用工具避孕；如果做过人工流产，则应在流产6个月以后再怀孕。

此外，在怀孕之前的半年内，应做到与早孕期一样，尽量避免患热性疾病、病毒感染，避免接触放射线及化学药物，而且不要刻意地去减肥，要注意饮食上对各种营养素的摄取，在精神上也要充分放松，要始终保持着一份良好的心态。每天早晨起床前，最好要测量一下基础体温，并做好记录，这样可以全面了解自己的排卵情况及生殖内分泌功能，能够更加准确地掌握受孕期。

为了将来宝贝能健康地发育，女人在准备怀孕时，要努力使自己保持最佳的身体、精神状态。让子宫内的环境，能更适合宝贝的生长发育，具体要做到以下几点：

1.要保持健康的身体。在准备怀孕之后，女人要加强体育锻炼，始终保持良好的健康状况，避免在受孕期间患上肝炎、心脏病、肾病、糖尿病等急慢性疾病。

2.始终保持着良好的精神状态。现在的年轻人，特别是职业女性，工作与社会压力都极大，所以，一旦准备要宝宝的话，就要保持一份乐观开朗的精神和心理状态，要避免疲劳。

3.要远离烟和酒。烟和酒是伤害子宫的元凶，准备孕育胎儿的女人一定要避免，即使吸二手烟也是不可以的。

4.要保持生殖系统的卫生健康。准妈妈一定要特别注意日常生殖系统的护理。尤其是患有宫颈炎、子宫内膜炎的准妈妈，更应该注意日常生活中的保健。因为以上这些疾病对精子在阴道里的生存时间、精子和卵子的结合，以及受精卵着床都有破坏作用。

5.要补充适当的营养。为了卵子的质量和子宫内环境的良好，准妈妈要适当补充维生素以及微量元素。叶酸的补充也不可忽视，尤其是生活在北方的准妈妈，更要多吃绿色蔬菜，以避免胎儿神经管畸形的情况发生。

6.在怀孕前，要调理好自己的生活规律。关于孕前的准备工作有很多种，但其中最重要的一项就是要调整作息时间，使之符合健康自然的生活规律，然后就是要辅以适量的锻炼，让身体达到良好的状态。如果生活得不规律，也会影响到子宫内的环境，而且，一旦怀孕，胎儿会通过母体来区分白昼和黑夜，这样孕妇本身正常的作息就十分重要了，早睡早起的的妈妈所生出的宝宝，会比其他的宝宝更加健康活泼。